동맥경화의
예방과 치료법

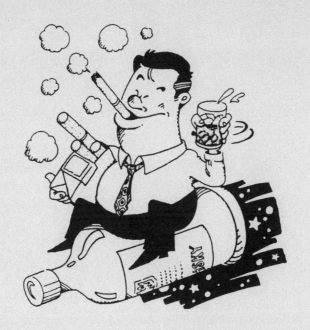

현대건강연구회 편

머 리 말

우리 몸 가운데 한시도 쉬지 않고, 살아있는 동안은 중노동을 계속하는 기관이 있다. 바로 심장이다. 심장의 박동이 멎으면 우리의 삶도 그 막을 내리게 된다.

심장의 박동은 동맥과 무관하지 않다. '살아있음'의 확인이라고나 할까? 심장은 끊임없이 끓는 피를 만들어 우리 몸 구석구석에 맑은 피를 공급한다. 그 우리 몸의 전체 노선(혈관)을 누비는 시발점의 톨게이트가 바로 동맥이다. 그래서 동맥은 항상 심장과 그 운명을 같이하고 있다. 동맥에 이상이 생기면 우리 몸 전체에 교통 체증 현상이 일어나게 되어 생명의 근원이 되는 물자 수급(혈액 공급)이 원활하게 이루어지지 않아 삶(생명 현상)에 지장을 초래한다.

동맥의 이상이라 함은 여러 가지가 있겠으나, 그 중에서도 가장 으뜸가는 큰 병이 바로 암(癌)에 버금가는 동맥경화이다. 심장으로부터 뿜어내어지는 맑은 피를 끌어올려 강력한 파워로 압축작용을 하여 온몸 구석구석으로 펌프질을 해보내는 작업이 바로 동맥의 주업무이다. 그런데 잘못하여 동맥이 굳어지거나 하면 수축작용(펌프질)을 제대로 할 수 없게 되고, 결국은 삶(생명현상) 그 자체까지도 잃게 되는 것이다.

이 엄청나고 무서운 병에 대하여 우리는 얼마나 이해하고 있는가?

현대인의 성인병 중에서도 가장 위험한 병의 하나로 주목받고 있는 이 동맥경화에 관심을 가지고, 미리 예방하거나 이상이 생겼을 때 빠른 치유책을 강구할 수 있도록 하기 위해 기획되어진 책이 바로 이「동맥경화의 예방과 치료법」이다.

건강은 건강할 때 지키는 것이 가장 현명한 삶의 방식이다. 이 책이 추구하는 바도 바로 그와 같다.

아울러 독자 여러분의 건강한 삶에 이 한 권의 책이 작은 도움이라도 되었으면 싶다.

차 례

□ 머리말 ··· 7

제1장 동맥경화의 원인과 증상 ························ 17

상호 촉진시키는 고혈압과 동맥경화 ····················· 18
고혈압이 동맥경화를 촉진시킨다 ························· 18
　□ 고혈압은 동맥에 부담을 준다 ······················ 18
　□ 동맥경화는 고혈압을 조장한다 ····················· 19
혈액중의 지방이 초래하는 동맥경화 ···················· 20
　□ 고지혈증은 위험 신호 ······························· 20
　□ 범인은 해로운 콜레스테롤(LDL) ··················· 21
　□ 황색 마의 손길 ······································· 22
　□ 사람의 노화는 동맥에서부터 시작된다 ············· 23

동맥경화와 뇌(뇌졸중과 노인성 치매증) ················ 24
고혈압성 뇌출혈 ·· 25
　□ 활동 중에 일어나는 고혈압성 뇌출혈 ·············· 25
　□ 뇌출혈의 처치 ·· 26
지주막하 출혈 ·· 27
　□ 활동과 무관하게 일어나는 지주막하 출혈 ·········· 27
　□ 지주막하 출혈의 처치 ································ 27
뇌혈전 ·· 28
　□ 작은 발작의 전조가 있는 뇌혈전 ·················· 28

□뇌혈전의 처치·······························29

뇌색전 ··29

□심장병인 사람에게 일어나는 뇌색전 ·······29
□뇌색전의 처치 ·······························30

노인성 치매증 ··································30

□뇌동맥 경화가 치매를 초래한다 ············30
□치매없는 생활을 위해 ·······················31

뇌졸중의 전조 ··································34

□갑작스런 혈압 상승은 위험 신호 ···········34
□안저출혈은 적신호 ··························35
□자각할 수 있는 전조를 놓치지 않는다 ·······35

심장병과 대동맥류·····························37

심장과 관상동맥(冠狀動脈)·····················37

□관상동맥은 심장의 생명줄 ··················37

협심증 ··39

□동맥경화와 심장비대가 상승 작용·············39
□심장의 산소 부족이 협심증 ················40
□협심증의 응급 처치 ························41

심근경색··42

□심근경색은 심장 근육의 회사(壞死) ·········42
□심근경색의 응급 처치는 CCU로 ············42
□무서운 심원성(心原性) 쇼크 ···············43
□심근경색의 합병증 ························44

대동맥류···44
　□복부 대동맥류···45
　□해리성 대동맥류(解離性 大動脈瘤)·····················45
동맥경화와 신장···48
신장의 동맥경화···48
　□신부전(腎不全)은 고혈압의 끝·························48
당뇨병과 동맥경화···50
　□고혈압=비만=당뇨병은 하나의 고리·················50
　□당뇨병은 혈관을 무르게 만든다························51

제2장 동맥경화의 예방·····································53

식생활에 의한 예방···54
식염을 줄이자···54
　□어렸을 때부터 감염 습관을·····························54
　□엷은 맛의 맛있는 식사를 만든다·······················56
　□외식 때의 염분에도 주의하자·························57
　□조미료, 가공 식품의 염분량을 알아둔다···············59
　□칼륨(K)은 식염을 배설시킨다·························62
　□식물섬유가 염분을 몰아낸다·····························62
　□식사의 양을 줄이면 식염도 준다·······················63
　□목표는 하루 8g···64
　□감염은 계획적으로·······································65

지방을 줄이자 ···································· 66

　□콜레스테롤도 몸에 필요 ···················· 66
　□동물성 지방에 많은 유해 콜레스테롤 ·········· 66
　□지방식은 높은 칼로리식 ···················· 69

당분을 줄이자 ···································· 70

　□당분 과다 섭취는 비만형 신체를 만든다 ········ 70
　□당분, 지방도 적정량은 필요 ················· 71

알콜은 삼가한다 ································· 72

　□소량의 술은 혈압을 내린다 ················· 72
　□술 안주가 혈압을 올린다 ··················· 74
　□술은 고칼로리 음료 ························· 75

총칼로리에 주의하자 ························· 76

　□표준 체중을 알자 ·························· 76
　□적절한 칼로리 섭취량은 ···················· 78
　□동물성 단백질은 3할이 이상적 ·············· 78
　□지방은 총칼로리의 25% 이하로 ·············· 79

비만 방지는 자기 관리에서부터 ············ 80

　□자신의 적정 칼로리를 파악한다 ·············· 80
　□비만은 지방을 등에 진 생활 ················· 81
　□운동으로 에너지를 남기지 않는다 ············· 82

운동에 의한 예방 ······························ 82

운동의 효과 ····································· 82

　□적당한 운동을 명심하자 ···················· 82

□비만인 사람은 반드시 운동을 ………………………… 83
□갑작스러운 감량은 위험 …………………………… 84
□운동으로 스트레스 해소를 ………………………… 85

동맥경화 예방에 적합한 운동 ……………………… 86

□조깅은 즐겁게…………………………………… 86
□수영은 부적합…………………………………… 88
□테니스는 가벼운 스트로크 정도 ………………… 89
□야구는 서툴러도 좋다 …………………………… 89
□골프는 적당한 운동량 …………………………… 89
□산책 …………………………………………… 90

일상 생활에서의 동맥경화 예방 ………………… 91

스트레스를 쌓이게 하지 않는 생활 ……………… 91

□스트레스를 크게 만들지 않는다………………… 91
□충분한 수면을 취한다 …………………………… 92
□운동으로 스트레스를 해소한다 ………………… 92
□흥분 없는 생활을 한다…………………………… 93
□때로는 다시 생각하는 정신도 필요 …………… 93

온도차가 적은 생활을 하자 ……………………… 95

□한기에 오랫동안 몸을 노출시키지 않는다 …… 95
□갑작스러운 한기에는 주의가 필요……………… 95
□목욕은 공기를 따뜻히 한 뒤 …………………… 96
□피부를 단련하여 추위에 강한 몸을 만든다 …… 96
□화장실은 따뜻하게 ……………………………… 98

그 외의 주의사항 ………………………………… 99

□금연을 실행 …………………………………… 99

□야간 커피, 홍차는 삼가한다 ······························ 99
□부부 생활을 무리하지 말고 ······························ 99
□여행은 무리하지 말고 좋은 계절에 ························ 100

제3장 동맥경화의 치료 ·································· 101

검사와 치료법 ·· 102

고혈압 검사 ·· 102

□안저(眼底) 검사로 고혈압이나 동맥경화의 정도를 안다 ········ 103
□소변 검사로 신장 기능을 알 수 있다 ···················· 104
□혈액 검사로 동맥경화를 안다 ·························· 105
□X선 검사로 심장 비대를 알 수 있다 ···················· 106
□CT나 에코로 심장이나 혈관 이상을 알 수 있다 ············ 106

일반요법과 약물요법으로 효과 ·························· 107

□일반요법이 혈압을 내리는 주역 ························ 107
□운동요법은 체력에 맞게 ······························ 108
□끈기있는 신약 개발 ·································· 108
□QOL과 동맥경화 치료 ································ 109

식이요법 ·· 110

식이요법의 기본방침 ·································· 110

□네 가지 기본 방침 ·································· 110
□동맥경화의 원흉은 식염 ······························ 111
□칼로리 계산을 하자 ·································· 111
□단백질은 충분히 ···································· 113

□비타민, 미네랄에도 주의를 ································· *113*

다른 병과 식이요법 ··· *115*

□신장병이 있을 경우·································· *116*
□뇌혈관 장애가 있을 경우·························· *116*
□허혈성 심질환(협심증 심근경색)이 있을 경우 ····· *116*
□당뇨병이 있을 경우································· *117*

동맥경화증 치료·· *119*

뇌졸중의 치료 ·· *119*

□발작이 일어났을 때의 주의 ······················· *119*
□치료는 의사를 신뢰하고 ··························· *121*
□회복의 성공은 사회 복귀 의욕이 우선 ··········· *121*

협심증, 심근경색의 경우···································· *123*

□초기 치료는 약이 중심 ···························· *123*
□효과적인 바이패스 수술 ··························· *124*
□하지로 풍선을 넣는 벌룬 펌핑···················· *124*

제4장 무엇이 고혈압을 초래하는가 ··················· *128*

무엇이 고혈압을 초래하는가 ···························· *128*

체질이 고혈압을 초래한다 ·································· *129*

□고혈압 체질이 유전한다······························ *129*
□10명에 4명은 유전에 의한 고혈압 ················· *129*

　　　□비만자는 요주의 ··· 130
　　　□유전을 두려워하지 말라 ··· 130

　연령과 함께 증가하는 고혈압 ··· 131

　　　□당신도 고혈압 예비군 ··· 131
　　　□50대 이상에서는 반수가 고혈압자 ································ 132

　식생활이 초래하는 고혈압 ··· 133

　　　□음식물이 고혈압에 미치는 영향 ································· 133
　　　□우리나라 사람은 식염의 과다 섭취 ····························· 134
　　　□칼로리의 과다섭취가 고혈압으로 ································· 134

　알콜, 담배에 요주의 ··· 135

　　　□알콜을 습관적으로 마시는 것은 위험 ························· 135
　　　□백해 무익한 담배 ··· 136

　스트레스, 과로, 수면부족 ··· 137

　　　□스트레스가 혈압을 올린다 ··· 137
　　　□과로 수면부족도 대적 ·· 138

　병에 의한 혈압 상승 ··· 138

　　　□병이 치료되면 원래의 혈압으로 되돌아간다 ············· 138

혈압의 메커니즘과 측정 방법 ··· 140

　혈압이란 ··· 140

　　　□수축기=최고 혈압 확장기=최저 혈압 ······················· 140

　　　□동맥은 3층의 탄력 있는 관 ··· 142

　혈압의 측정 방법 ··· 143

□혈압 측정은 안정 상태 ······························ 143
□가정에서의 혈압 측정의 주의점 ······················ 145
□혈압의 1일 변화 ···································· 147
□'연령＋90'은 속설 ································· 149
□최저 혈압이 높으면 요주의 ·························· 150

어째서 혈압이 올라가는가 ······························ 151

□혈관이 수축하면 혈압이 올라간다 ····················· 151
□혈압이 탄력성을 잃으면 혈압이 올라간다 ··············· 152
□콜레스테롤이 혈압을 올린다 ························· 152
□혈액이 양이 늘어나면 혈압이 올라간다 ················· 153
□혈액의 끈기가 혈압을 올린다 ······················· 154
□심장이 비대하면 혈압이 올라간다 ···················· 155

고혈압의 자각 증상 ································· 156

주의 신호를 간과하지 않는다 ······················· 156

□자각 증상이 부족한 고혈압 ························· 156
□갑작스런 발작에 시달리기 전에 ······················ 156

주요 자각 증상 ································· 157

□두통 · 머리의 무거운 느낌 ························· 157
□현기증 ·· 158
□귀울음 ·· 158
□어깨 결림 ······································ 159
□동계, 숨참 ····································· 159
□가슴의 통증 ···································· 161

고혈압의 종류 ··································· 162

본태성 고혈압 ···································· 162

□원인 불명의 고혈압 ······································· 162
□위험한 악성 고혈압 ······································· 163

2차성 고혈압 ···164

□고혈압과 신장병은 상호적 관계····················165
□내분비성 고혈압 ·······································166
□임신 중독증··167

연령에 의한 고혈압의 차이 ·······························168

□청년성 고혈압은 성장의 과정 ····················168
□노인성 고혈압은 자연의 섭리 ····················169
□젊은 사람의 고혈압은 위험 ·······················169

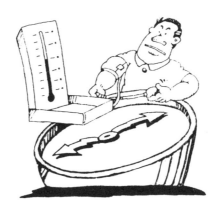

제 **1** 장

동맥경화의 원인과 증상

상호 촉진시키는
고혈압과 동맥경화

전신으로 혈액을 보내는 동맥은 원래, 부드러운 고무같이 탄력이 풍부한데, 그 동맥이 탄력성을 잃고 단단해져 버리는 현상이 동맥경화이다.

동맥경화는 서서히 진행되며 고혈압과 마찬가지로 진행 과정에서는 이렇다 할 자각증상이 없다.

동맥경화가 어떻게 진행되는지 살펴 보도록 하자.

고혈압이 동맥경화를 촉진시킨다

□고혈압은 동맥에 부담을 준다

고혈압과 동맥경화가 밀접한 관계에 있다는 것은 잘 알려진 사실이다. 동맥경화의 원인으로써 많은 인자가 생각되어지고 있으며 그 중 하나가 고혈압 또는 고지혈증이다.

고혈압 증상이 오래 계속되면 아무래도 동맥경화가 일어나게 된다. 원인은 동맥의 구조에 있다고 할 수 있을 것이다. 동맥은 안쪽에서부터 내막, 중막, 외막으로 되어 있다. 내막과 외막은 얇은 막인데 중막은 근육 고리이다.

이 중막의 근육이 동맥에 탄력성을 주고, 혈액의 흐름을 원활하게 하는데 동맥경화를 일으키는 부분이 바로 이 곳이기도 한 것이다.

심장이 수축하여 혈액을 내보내면(수축기), 동맥은 혈액의 압력을 받아 일시적으로 부푼다. 이때 혈압이 최고 혈압이다.

그리고 심장의 수축이 끝나면 동맥은 수축하여 혈액을 좀더 앞으로 보내려고 한다. 최고혈압 때 잔뜩 부푼 혈관이 혈액을 다시 밀어내 가늘어진다고 생각하자(단, 동맥과 심장 사이에는 대동맥판이 있어 혈액은 역류하지 않는다).

고혈압 상태에서 동맥은 심장이 보내는 혈액에 강한 힘으로 밀리기 때문에 크게 부푼다. 그렇게 되면 동맥이 다음에 되밀어내는 힘도 커야 한다. 즉, 중막의 근육 고리에 부담이 커지며 무리하게 일을 하도록 강요받게 된다. 중막이 무리하게 일하는 상태(고혈압 상태)가 길어지면 중막은 근육이므로 서서히 발달되어 두꺼워진다.

드디어 심장이 혈액을 밀어내는 힘에 지지 않을 정도로 두껍고 강한 중막이 만들어지고 약한 힘으로는 동맥이 부풀지 않게 된다. 뇌나 신장 동맥은 이 형을 취한다. 동맥경화의 완성이라고 해도 좋을 것이다.

□동맥경화는 고혈압을 조장한다

동맥경화에 의해 중막이 두꺼워지면 동맥도 그만큼 두꺼워지느냐 하면 그렇지는 않다.

중막은 바깥쪽으로 두꺼워지는 것이 아니라, 오히려 안쪽으로 두꺼워지는 경향이 강하다. 그 결과 혈관 지름이 가늘어지고 혈액은 흐름이 나빠진다. 이번에는 심장이 무리를 해야 한다. 심장에서 이제까지 가하던 압력을 배가시켜 혈액을 보내지 않으면 혈액이 몸의 세밀한 부분까지 다다를 수 없기 때문이다. 이렇게 하여 더욱 고혈압이 진행된다.

이와 같이 고혈압과 동맥경화는 서로 증상을 악화시키는 악순환 관계에 있다.

고혈압의 증상이 계속되어 무리하게 혈액을 보내는 심장은 그 부담에 견디기 위해 근육이 발달되어 커진다. 이런 상태가 심장 비대이다.

혈액중의 지방이 초래하는 동맥경화

□ 고지혈증은 위험 신호

혈액은 시험관에 넣어 방치해 두면 아래쪽에 적혈구 등이 검붉게 가라앉고 윗쪽은 엷은 황색의 액체가 되어 둘로 나뉜다.

이 담황색의 액체를 혈청이라고 부른다. 혈청 중에 단백질, 당분, 지방, 미네랄 등이 녹아 있고 이들이 영양분으로 보내지고 그것을 소비하여 우리들은 살고 있는 것이다.

여기에서 비만이나 고혈압, 동맥경화에 관련되는 것은 혈청중, 즉 혈액중에 녹아 있는 지방의 양이다.

우리들의 혈액 중에는 콜레스테롤, 중성지방, 인지질, 유리 지방산 4종류의 지방이 녹아 있고, 이들을 합쳐 총지질이라고 부른다. 넓은 의미로는 고지혈증은 총지질이 증가한 상태를 말하지만 일반적으로는 혈액 중의 총콜레스테롤 또는 중성지방이 증가한 상태를 의미하고 있다. 중성지방은 섭취한 당분으로 만들어지는 지방으로 피하지방으로서 체내에 축적된다. 즉, 비만의 원인이 되는 지방이다.

지방은 그 자체로는 혈액중에 녹기 어렵고 단백질과 결합하여 리포(lipo)단백이라는 물질이 된 뒤 혈액중에 녹아 들어간다(리포＝지방이라는 뜻). 리포단백은 입자의 크기에 따라 큰 것에서부터 카이로미크론 초저비중 리포단백(VLDL), 저비중 리포단백(LDL；low density lipo-protein), 고비중 리포단백(HDL；high density lipoprotein)으로 나뉜다.

이 리포 단백의 상태에 따라 콜레스테롤은 여러 가지 종류로 나눌 수 있다. 그 모든 콜레스테롤을 측정한 치를 혈청충 콜레스테롤이라고 하고 그 치가 1데시리터 중에 220밀리그램을 넘으면 고지혈증(고콜레스테롤 혈증)이라고 부르며 병적 상태에 있는 것이라고 할 수 있다.

고지혈증 상태에서는 동맥경화가 현저하게 진행될 뿐만 아니라 뇌출혈이나 뇌혈전, 협심증(狹心症)이나 심근경색(心筋梗塞)이 일어나기 쉽다. 고지혈증은 동맥경화의 위험신호라고 해도 좋을 것이다.

□범인은 해로운 콜레스테롤(LDL)

여러 가지 콜레스테롤 중 동맥경화와 큰 관계가 있는 것은 LDL(저비중 리포단백) 콜레스테롤과 HDL(고비중 리포단백) 콜레스테롤이다 (이하 LDL, HDL이라고 약한다).

일반적으로는 LDL을 해로운 콜레스테롤, HDL을 이로운 콜레스테롤이라고 부르고 있다.

LDL은 입자가 커 동맥 내에 들어가면 밖으로 빠져 나가기 어렵기 때문에 혈관 내벽에 달라붙어 동맥경화를 일으키는 해로운 콜레스테롤이다.

HDL은 입자가 작기 때문에 용이하게 동맥벽을 통과하여 밖으로 나갈 수 있다. 게다가 HDL은 자신이 밖으로 나갈 때 해로운 LDL도 함께 밖으로 데리고 나간다. 즉, HDL은 이로운 콜레스테롤로서 인간의 편인 것이다.

따라서 혈액중에 HDL이 많고 LDL이 적을 때는 안심이지만 반대로 LDL이 많고 HDL이 적으면 위험하다. 수치로서는 1데시리터 중에 LDL이 150mg 이상 또는 HDL이 40mg 이하이면 위험한 상태라고 생각할 수 있다. 최근 연구에 의하면 LDL을 1% 내리면 허혈성(虛血性) 심증의 발생률은 2% 떨어진다고 한다.

혈액중의 LDL은 혈액 검사로 직접 측정하기는 용이하지 않다. 그래서 LDL치는 간접적으로 계산하여 그 수치를 내는데 그 방법은 아래와 같다.

LDL 콜레스테롤=총콜레스테롤−(HDL 콜레스테롤+K×TG)

TG(중성 지방의 수치)가 300mg까지 K=1/5

TG가 150mg 이하일 때 K=1/3

TG가 300mg 이하일 때 K=1/4

TG가 300mg~750mg 일 때 K=1/5

로 하는 의견도 있다.

고혈압인 사람은 정기적으로 혈액검사를 받아 자신의 혈액 상태를 항상 파악해 두어야 한다. 또 식생활 면에서도 콜레스테롤을 많이 함유하고 있는 동물성 지방을 섭취하지 않도록 해야 한다.

□ 황색 마의 손길

동맥의 내면은 원래 매끌매끌하고 깨끗하다. 작은 구멍이 뚫려 있고 그 구멍으로부터 동맥에 영양분을 공급하기 위해 당분이나 지방이 빠져나온다. 그런데 LDL은 입자가 크기 때문에 이 구멍을 좀처럼 통과하지 못하고 오랫동안 혈관내에 머물러 동맥경화의 원인 물질이 되어 버리는 것이다.

최초로 여기에서도 고혈압이 관련을 맺는다.

고혈압 상태에서는 혈액이 강한 힘으로 혈관벽을 밀기 때문에 혈액에 포함되어 있는 LDL도 침착(沈着)하기 쉬운 것이다. 벽을 바를 때 흙손으로 강하게 미는 것과 같다. 혈관벽(내막)에 LDL이 침착되면 안쪽으로 볼록해진다. 이것을 아테롬(atheroma)이라고 하고 그 색이 황색을 띠고 있어서 아테롬을 '황색 마의 손'이라고 부르는 사람도 있다.

그 뒤 LDL은 더욱 침착되어 볼록해지고 단단해져 황백색이 된다. 아테롬경화라고 일컬어지는 상태이다. 대동맥이나 관상동맥은 이 형을 취한다.

더욱 진전되면 단단해진 부분이 부러지고 그 뒤에 궤양이 생긴다. 상처로 울퉁불퉁해진 내막에는 LDL만이 아니라 칼슘이나 혈구도 부착되기 쉽다.

이렇게 되면 혈관의 내경은 가늘어지고 핏덩어리(혈전)가 생겨 막히기도 하며, 혈관벽이 파괴되어 혈액이 밖으로 흘러버릴 가능성도 생긴다. 드디어 동맥경화의 합병증이 유발될 준비를 갖추는 것이다.

□사람의 노화는 동맥에서부터 시작된다
고혈압이 아니고 가령 혈액중에 LDL이 적은 사람이라고 해도 나이가

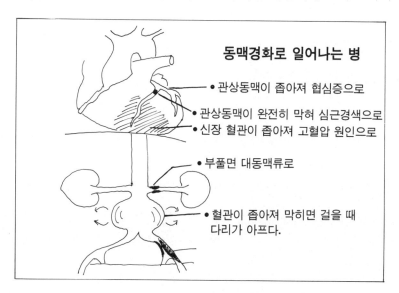

많아지면 동맥경화가 된다.

　고혈압인 사람만큼 동맥을 혹사하지는 않더라도 쉬지 않고 일을 함으로 동맥 근육이 서서히 두꺼워지고 탄력을 잃어가는 것은 어쩔 수 없는 일인 것이다.

　동맥경화는 대동맥에서부터 시작되지만 그 시기는 고혈압인 사람의 경우에는 30세 전후라고 한다. 이미 노화 현상이 일어나기 시작하는 것이다.

　그러나 대동맥은 두껍기 때문에 여기에서 장애가 일어나는 일은 적다고 할 수 있다. 그리고 10년 정도 늦게 심장의 관상동맥이, 또 10년 쯤 뒤에 뇌 동맥의 동맥경화가 시작된다. 각 장기의 동맥 말초 세동맥에 동맥경화가 일어나면 혈관이 막히기도 하고 파괴되기도 하여 장애가 생긴다. 특히 신장의 세동맥(細動脈)에 동맥경화가 일어나면 신장은 장애를 일으켜 레닌(renin)이라는 물질이 혈압을 끌어 올린다.

　고혈압이나 동맥경화는 그 자체를 특별히 병이라고 할 수는 없을 지도 모른다. 그러나 그에 의해 일어나는 다른 병이 무서운 것이다.

동맥경화와 뇌

(뇌졸중과 노인성 치매증)

　뇌는 동맥경화에 의한 장애가 가장 생기기 쉬운 부분이다. 뇌의 동맥경화 종착점은 뇌졸중(腦卒中)이다.

　뇌졸중에 의한 사망자 수는 매년 증가하고 있으며 뇌졸중이 얼마나 중대한 질환인지 의심할 여지가 없다.

게다가 뇌졸중의 무서움은 사망자 수가 많을 뿐만 아니라 후유증으로서 반신불수나 언어장애 때로는 치매(痴呆) 등의 정신장애도 가져 온다는 점이다.

뇌졸중은 뇌 혈관에 갑자기 장애가 일어나 급격한 발작을 일으키는 것인데 크게 나누어 보면 뇌의 혈관이 손상되어 출혈을 일으키는 경우와 뇌의 혈관이 막혀 혈액이 흐르지 않는 경우이다. 이것은 뇌출혈과 뇌경색(腦梗塞)을 말한다.

뇌출혈에는 뇌의 심부 세동맥이 터지는 고혈압성 뇌출혈과 뇌 표면의 혈관이 터지는 출혈이 있다.

고혈압성 뇌출혈

□ 활동 중에 일어나는 고혈압성 뇌출혈

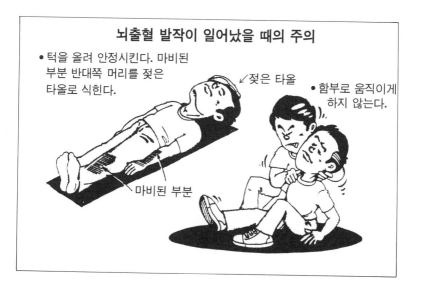

뇌출혈 발작이 일어났을 때의 주의

• 턱을 올려 안정시킨다. 마비된 부분 반대쪽 머리를 젖은 타올로 식힌다.

젖은 타올

• 함부로 움직이게 하지 않는다.

마비된 부분

뇌출혈은 뇌염(腦炎), 요독증(尿毒症), 백혈병 때도 일어나기 때문에 혈압에 관련된 뇌출혈을 고혈압성 뇌출혈로서 다른 것과 구별하고 있다.

고혈압성 뇌출혈이 어떻게 해서 일어나는지 자세한 것은 모르고 있다. 동맥경화에 의해 손상되어 있던 뇌의 세동맥이 높은 혈압에 의해 파괴되어 그 어떤 계기로 끝내 터지는 것이라고만 생각하고 있을 뿐이다.

특징은 운동이나 일을 하다가 발작을 일으킨다는 것이다. 활동 중 갑자기 두통을 느끼며 쓰러지거나 몇 분에서 1시간 이내에 발작이 정점에 달해 반신이 마비가 된 뒤 수면 상태에 들어갈 경우도 있다.

□뇌출혈의 처치

뇌출혈 발작이 일어났을 때는 조속히 의사나 구급차를 부를 필요가 있으나 환자를 억지로 움직이지 않는 것이 중요하다.

자연스러운 상태로 뉘워 놓고 절대 안정시킨다. 턱에 두 손을 대고 조용히 위로 들어올리면 호흡이 편안해진다. 또 어깨 밑에 베게를 넣어 혀가 식도를 막지 않도록 하는 일도 중요하다.

음식을 토하는 경우도 많으므로 질식사하지 않도록 주의한다.

손발에 마비가 있을 때는 마비된 쪽을 위로 하면 음식을 삼키는 건 막을 수 있다. 마비된 손발과는 반대쪽 머리 부분을 젖은 타올로 식혀 준다.

경련을 일으킬 경우도 있는데 몸을 누르거나 혀를 깨물지 않도록 이와 이 사이에 젖가락을 가제에 싸 물려 준다.

발작이 일어났을 때 일반 사람이 할 수 있는 것은 이 정도인데 무엇보다 중요한 것은 주위 사람들이 소란을 부리지 않는 것이다.

환자를 흔들거나 업고 병원에 가는 것은 무모한 행위이다. 그 뒤 치료는 의사에게 맡기는 것이 좋으며 대부분 입원이 필요하다. 최근에는 외과적 수술을 하는 경우가 많아지고 있다.

지주막하(蜘蛛膜下) 출혈

□ 활동과 무관하게 일어나는 지주막하 출혈

지주막하 출혈도 뇌출혈의 일종으로 두개뇌의 뇌 표면에 가까운 '지주막'이라고 불리우는 부분에서 동맥이 터져 일어난다.

뇌동맥에 생긴 작은 혹(동맥류)이 터져 출혈을 일으키는 것이다.

발작은 뇌출혈보다 심한 두통으로 시작되지만 활동과는 관계없이 조용히 있을 때도 일어난다. 전조도 없이 발작이 일어나는 일도 많으므로 고혈압성 뇌출혈보다도 예지가 어렵다고 되어 있다.

경과는 여러 가지로 심한 두통, 구토나 경련 등이 계속된다. 발작 초기에는 손발 마비는 일어나지 않지만 출혈이 퍼지면 사지마비, 언어장애 등이 일어난다.

□ 지주막하 출혈의 처치

발작이 일어났을 때의 처치는 고혈압성 뇌출혈과 마찬가지로 무엇보다도 안정을 취하며 움직이지 않는 것 의사의 치료는 대부분의 경우 입원하여 외과적 수술을 한다.

그 이유는 지주막하 출혈의 경우 발작의 재발율이 매우 높기 때문이다.

한 번 지주막하 출혈이 일어나면 1주일 이내에 3할, 2주일 이내에 5할, 3주일 이내에 6할, 4주일 이내에 7할이나 되는 환자가 발작을 재발

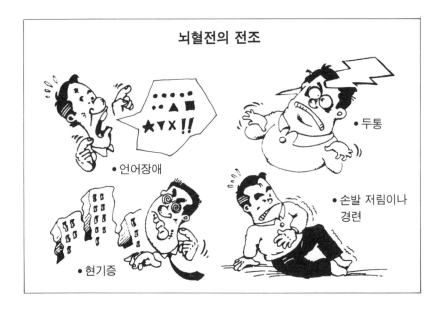

한다고 되어 있다.

수술 시기는 가능한 빠른 편이 좋고 24시간을 경과하면 수술 불능이 될 경우가 있다. 고도의 기술도 필요하지만 다음 발작이 일어나면 생명이 위험해지는 경우가 많다.

뇌혈전

□작은 발작의 전조가 있는 뇌혈전

뇌혈전(腦血栓)은 뇌의 세포가 혈액 공급을 받지 못하여 뇌의 회사(壞死)가 일어나는 현상이다.

원인은 동맥경화 등으로 뇌의 세동맥에 핏덩어리가 생겨 혈관이 막혀 혈액이 흐르지 않게 되기 때문이다.

일관성 두통이나 현기증, 언어장애, 손발저림, 손발마비 등을 일으키는 데 최초의 발작때의 증상은 가볍고 작은 발작을 반복하는 중에 서서히 증상이 심해져 큰 발작으로 이어진다.

발작 시간도 초기에는 몇분이면 가라앉지만 서서히 길어진다.

갑자기 혈압이 내려가면 일어나기 쉽기 때문에 뇌빈혈과 혼동하는 경우가 있다. 이런 가벼운 현기증이나 마비, 언어를 잃어버리는 증상이 뇌혈전의 전조이다.

강압제로 뇌혈전을 초래할 수 있으므로 약의 사용은 의사의 지시에 따라야 한다.

□뇌혈전의 처치

작은 발작 단계에서 전문의의 정밀검사를 받는 것이 중요하다.

큰 발작을 일으키는 사람의 대부분은 작은 발작을 경험하고 있다. 현기증 정도야 하고 우습게 생각하다가 큰 일로 이어질 수도 있다.

대발작 때의 응급처치는 뇌출혈 때와 마찬가지로 조용히 안정을 취하게 하며 의사나 구급차를 기다린다.

뇌출혈의 발작은 수면 중에 일어나는 경우가 많은 것도 특징이므로 작은 발작을 일으키면 주위 사람들이 환자에게 주의를 기울일 필요가 있다.

뇌색전

□심장병인 사람에게 일어나는 뇌색전

뇌색전은 심부전(心不全)이나 심장판막증(心臟弁膜症), 심방세동

(心房細動) 등 심장 장애가 있는 사람이 일으키기 쉬운 병이다.

심장 내벽에 생긴 핏덩어리가 벗겨져 뇌의 혈관내에 옮겨가 그곳에서 피의 움직임을 정지시켜 버리는 것이다.

그 때문에 발작은 활동에 관계없이 갑자기 일어난다.

증상은 손발 마비나 경련 등을 일으키면서 서서히 악화된다.

□ 뇌색전의 처치

발작은 전조없이 갑자기 일어남으로 다른 뇌졸중과 마찬가지로 당황하지 않는 것이 중요하다. 물론 의사가 올 때까지 함부로 옮기지 않아야 한다.

근본적 치료는 심장병을 치료하는(핏덩어리가 생기지 않도록 하는) 것이며 심장병을 치료하는 것이 예방이 되기도 한다.

노인성 치매증

□ 뇌동맥 경화가 치매를 초래한다

최근, 의학계 뿐만이 아니라 중요한 사회문제가 되고 있는 노인성 치매(痴呆) 중에도 고혈압과 동맥경화는 큰 관련을 맺고 있다.

치매의 원인은 여러 가지로 구미의 경우는 알츠하이머 증(유전 물질이 관계되는 치매)이 많으나 우리의 경우는 반수 이상이 동맥경화가 원인인 혈관성 치매이다.

고혈압→동맥경화→치매가 되는 것으로 장수 시대를 맞이하여 동맥경화를 예방하면 치매의 반수를 줄일 수 있을 것이다.

치매의 메커니즘에 대해서 상세하게 이야기하지는 않겠지만 요약하자면 뇌세포가 탈락하여 활동을 정지시켜 버리는 것이다.

뇌의 세포수는 성장기에 절정에 이룬다. 그 뒤로는 뇌세포 생성은 일체 행해지지 않는다. 성장기까지 만들어진 뇌세포만으로 그 뒤 인생의 사고, 감정, 운동 모든 활동을 하는 것이다.

부족한 분을 보충하는 일도 없이 완전히 소비할 뿐, 뇌세포의 수는 줄어들기만 한다. 나이를 먹으면 노화에 의해 그 스피드가 가속화되고 동맥경화가 그 경향을 더욱 강화한다.

뇌세포는 포도당을 영양원으로 활동하는데 동맥경화로 혈류가 적어지면 포도당이나 산소가 부족해지고, 활동을 정지시키게 된다. 동맥경화는 치매의 큰 요인 중 하나인 것이다.

□치매 없는 생활을 위해

노화에 의한 뇌의 동맥경화는 70세 이상인 사람에게 일어나고 치매도

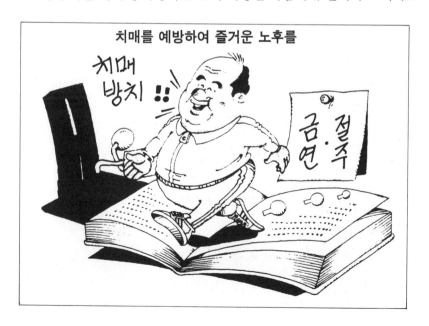

치매를 예방하여 즐거운 노후를

치매도 체크테스트

질문의 각 항목에 대답해 주십시요	
1.	오늘은 몇 월 몇 일 무슨 요일입니까?
2.	여기는 어디입니까?
3.	나이는?
4.	최근 일어났던 일은?
5.	태어난 곳은 어디입니까?
6.	6 · 25 전쟁이 끝난 것은 언제?
7.	1년은 몇 일입니까?
8.	우리나라 대통령은?
9.	100에서 7을 순서대로 빼 나가세요 (1) 100−7＝93 (2) 93 −7＝86
10.	다음 숫자를 거꾸로 읽어 보세요 (1) 6−8−2 (2) 3−5−2−9
11.	다섯 가지 테스트 담배, 성냥, 거울, 시계, 펜을 하나씩 제시하고 감춘 뒤 무엇이 있었는지를 묻는다.

진단과 해설
배점을 가산하여 합계점이 10 이하인 사람은 중한 치매,
10~21점 이면 가벼운 치매이다.

그때부터 시작된다고 하는데 그것은 운명이며 어쩔 수 없는 일이라고 치자.

그러나, 고혈압인 사람의 그 연령이 앞당겨지고 치매의 정도가 심해진다거나 정년 퇴직하여 일이 없어진 순간 갑자기 치매 증상을 보이는 사람이 있다.

치매가 시작된 뒤에는 이미 늦으므로 항상 평상 혈압(140m 이하~90m 이하)을 유지하는 것이 치매 예방의 우선적 방법이다.

술, 담배도 치매의 원인이라고 생각해도 좋을 것이다. 소량의 알콜은 동맥경화를 억제한다고 하지만 많은 술은 금물이며 뇌에 좋지 않다.

담배와 뇌동맥경화의 관계는 분명치 않지만 관상동맥에는 분명히 악영향을 줌으로 역시 좋지 않다.

급격한 머리 부분의 고혈압 상태, 즉 불그락 푸그락 해지는 분노도 뇌동맥은 물론이고 뇌세포에 좋지 않다. 일과성 고혈압이라도 뇌동맥을 손상시키게 되는 것이다. 감정을 평온하게 유지해야 한다.

뇌세포 그 자체를 위축시키지 않기 위해 적당히 머리를 사용하는 생활을 하자. 뇌의 세포는 어느 정도 사용하지 않으면 활성을 잃어버린다.

마지막으로 몸 전체에 피순환을 좋게 하기 위해 체력에 맞는 운동을 해야한다. 몸 전체를 움직이지 않으면 그에 따라 뇌동맥의 피순환도 나빠진다. 체력에 맞는 즐거운 게임이 좋은데 혼자일 경우에는 시간을 정해 놓고 숨이 차지 않을 정도로 걷는 산책도 좋다.

이상을 요약하면 다음과 같다.

① 정상 혈압을 유지한다.

② 절주, 금연

③ 감정의 평정을 유지한다.

④ 적당히 두뇌를 사용한다.

⑤ 적당한 운동을 한다.

이들을 실행하는 것으로 뇌의 동맥경화에 의한 치매를 예방하고 즐거운 노후를 보낼 수 있을 것이다.

뇌졸중의 전조

뇌졸중 발작이 일어나면 후에 '그 때 무엇이 나빴다'라는 여러 가지 기억이 나는 경우가 많은 것 같다.

그러나 그때의 직접적인 원인은 이전에 그 어떤 주의 신호가 나타나는 법이다. 대부분의 경우 그 주의 신호를 놓치거나 경시하여 중대한 발작을 초래하고 마는 것이다.

□갑작스런 혈압 상승은 위험 신호

혈압은 언제나 변동하고 있고 하루 중 아침, 점심, 저녁, 측정 시간에 따라 혈압 수치는 달라진다.

또 그날의 육체적 조건, 정신적 조건에 따라서도 혈압은 변한다.

고혈압인 사람은 혈압이 높아졌다 낮아졌다 하는 차가 특히 크다고 한다.

고혈압인 사람이 갑자기 혈압이 오르고, 높은 상태인 채 혈압이 계속되는 것은 위험하다. 특히 최저혈압이 높은 상태를 지속할 때는 위험신호라고 해도 좋을 것이다.

이런 피순환의 변화를 놓치지 않기 위해도 집에서 혈압계를 준비해두는 것이 중요하다.

육체적으로 피로가 심할 때, 정신적으로 흥분했을 때나 스트레스가 쌓여 초조할 때 손쉽게 혈압을 측정할 수 있으면 위험한 상태를 알 수 있어 집에서 안정하거나 의사의 왕진을 부탁할 수 있는 것이다.

□안저 출혈(眼低出血)은 적신호

안저 출혈을 하고 있으면 적신호로 완전히 위험한 상태이다.

안저 출혈은 스스로 확인할 수는 없지만 혈압이 오를 만한 상태라는 것은 자신이 판단할 수 있을 것이다. 그럴 때 일을 우선으로 치고 건강을 돌보지 않은 행동은 좋지 못하다. 발작이 일어나 쓰러져 버리면 중요한 일을 하고 싶어도 할 수 없게 된다.

주치의, 즉 그 사람의 건강 상태를 판단할 수 있는 의사를 정해 놓고 언제든지 진단을 받을 수 있도록 하는 것이 좋다. 안저 동맥이 출혈을 일으키고 있을 경우에는 뇌출혈을 일으킬 가능성이 크다. 뇌의 동맥경화도 상당히 진행되어 있는 상태이다.

의사의 지시에 따라 입원하거나 한동안 일을 놓고 요양할 필요가 있다.

□자각할 수 있는 전조를 놓치지 않는다

다음 페이지의 표는 동맥경화의 진행, 즉 뇌졸중의 가능성을 체크하기 위한 것이다. 고혈압인 사람은 물론이고 그 외의 사람도 자신의 건강을 체크하기 바란다.

동맥경화 체크 테스트

질문의 각 항목에 대해 해당하는 것이 있으면 ○표를 하십시오.

1.	얼굴 달아오름, 두통을 느낄 때가 많습니까?		
2.	자주 머리가 아픈가요?		
3.	몸이 나른하고 쉽게 피로를 느낍니까?		
4.	목 뒤가 붓고 묵직합니까?		
5.	어깨가 결립니까?		
6.	눈이 쉽게 피로합니까?		
7.	눈이 흐려 잘 보이지 않습니까?		
8.	때때로 현기증이 납니까?		
9.	이명(耳鳴)이 있습니까?		
10.	자주 깜박 잊습니까?		
11.	눈물을 자주 흘립니까?		
12.	화를 잘 냅니까?		
13.	최근 기억력이 없어졌거나 잘 알고 있는 사람의 이름을 잊어버리는 때가 있습니까?		
14.	살을 만지면 떨립니까?		
15.	살을 만져도 그다지 느낌이 없습니까?		
16.	손이 떨립니까?		
17.	손발 움직임이 둔합니까?		
18.	걷다가 넘어지는 때가 있습니까?		
19.	술에 취해 혀가 돌아가지 않습니까?		
20.	갑자기 손발에 힘을 주지 못해 뭔가를 떨어트릴 경우가 있습니까?		

진단과 해설 합계점이 1~4점인 사람은 이미 동맥경화가 시작되고 있으므로 생활 개선이 필요. 5점 이상이면 뇌졸중이나 치매 우려가 있다. 또 ⑥⑦에서 안저출혈이 있는 경우는 당뇨병이 의심스럽다. ⑩~⑬은 뇌의 앞쪽에 동맥경화가 진행되고 있는 증상으로 주의가 필요

심장병과 대동맥류

혈액 순환의 중심인 심장은 강한 힘으로 혈액을 내보내는 것으로 고혈압이나 동맥경화를 만드는 실행범이라고 할 수 있다.

그러나 반대로 심장은 고혈압이나 동맥경화의 최대의 피해자이기도 한 것이다. 고혈압이나 동맥경화 상태에서는 심장에 부담이 커지고 일을 강요받게 된다.

또 심장과 직접 관련을 맺고 있는 대동맥에도 동맥경화에 의한 장애가 나타남으로 대동맥 질환에 대해 살펴 보기로 하자.

심장과 관상동맥(冠狀動脈)

우선 심장의 지나친 활동에 의해 일어나는 심장병에 대해 살펴 보자.

□관상동맥은 심장의 생명줄

심장의 크기는 '그 사람의 주먹 크기'라고 하지만 그것은 어린이의 경우이고 성인은 조금 큰 것이 보통이다. 정상적인 심장 무게는 약 200~250g이다.

심장이 수축과 팽창을 반복하여 어떻게 혈액을 전신으로 보내는지는 이미 이야기했다.

심장은 쉴없이 일하기 때문에 다른 장기 이상으로 산소와 영양분이 필요하다. 즉, 다량의 혈액 공급을 받아야 한다. 심장은 혈액을 어떻게

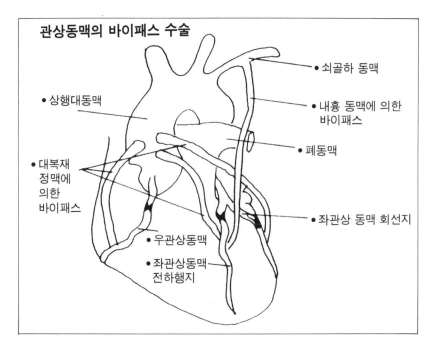

관상동맥의 바이패스 수술

• 쇄골하 동맥

• 내흉 동맥에 의한 바이패스

• 상행대동맥

• 폐동맥

• 대복재 정맥에 의한 바이패스

• 좌관상 동맥 회선지

• 우관상동맥

• 좌관상동맥 전하행지

공급할까?

　전신으로 보내는 혈액이 심장을 통과할 때 자기 자신에게 필요한 산소나 영양분을 취하면 될 텐데 정직한 심장은 그렇게 하지 않는다. 횡령을 모르는 것이다.

　다른 장기와 마찬가지로 대동맥에서 혈관을 분리시켜 자신을 유지시키는 혈액을 받는다.

　이 심장을 위한 혈관이 관상동맥이고 심장의 생명줄인 것이다.

　관상동맥으로 보내지는 혈액의 양은 전 혈액량의 약 20분의 1(5%)이라고 한다. 심장의 무게는 전체중의 200분의 1정도이므로 심장은 상당한 우대를 받고 있다고 할 수도 있지만 그 활동의 중요성을 생각한다면 그 정도는 당연한 것이다.

　관상동맥은 심장을 바깥에서 감싸듯 분포하고 있다.

이 관상동맥은 다른 혈관과 마찬가지로 16~17세 성장기 종료때까지 발달하고 그 뒤에는 발달하지 않는다. 필요에 따라 커지거나 길어지거나, 또는 모세혈관의 수를 늘리는 것은 정상인으로서는 할 수 없는 일이다.

한편, 심장 쪽은 고혈압이나 동맥경화의 상태가 오래 지속되면 부담에 견디기 위해 벽의 근육이 발달하여 두꺼워지기도 하고 중량도 무거워진다. 이것은 심장비대로, 약 400~500g 무거워지는 경우도 있다. 이것이 협심증이나 심근경색을 일으키기 쉽게 만드는 것이다. 협심증에 효과적인 것이 관상동맥의 가는 부분에 혈맥을 넣어주는 바이퍼스수술(윗그림 참조)이다.

협심증

□동맥경화와 심장비대가 상승 작용

장기간 고혈압이 계속된 결과로써 생기는 동맥경화는 심장을 유지하는 관상동맥에는 일어난다. 뇌의 동맥 다음으로 동맥경화를 일으키기 쉬운 것이 관상동맥이다.

관상동맥이 동맥경화에 의해 가늘어지면 심장으로 보내지는 혈액의 양도 적어진다. 이 병적 상태를 허혈성 질환(虛血性疾患)이라고 부르고 있다. 관상동맥 경화증, 협심증, 심근경색을 전부 포함한 병명이다.

오랜기간 고혈압 증상이 지속된 사람의 심장은 비대해져 있기 때문에 비대하지 않은 심장보다 많은 혈액이 필요하다. 혈액을 전신으로 보내고 있는 심장 자체의 혈액이 부족하다는 것은 아이러니하다.

심장비대가 일어난 심장에서는 안정시의 심장을 유지하는 혈액을

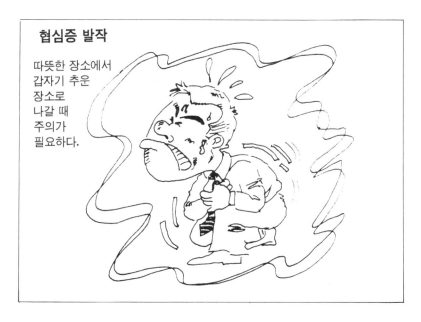

협심증 발작

따뜻한 장소에서
갑자기 추운
장소로
나갈 때
주의가
필요하다.

보내는 것이 고작이다. 고혈압이 오래 계속된 사람은 계단이나 언덕을 오른 정도의 운동을 해도 심한 경련이나 숨가쁨을 일으킨다. 혈액의 공급이 적기 때문에 심장이 산소 부족 상태가 되는 것이다.

□심장의 산소 부족이 협심증

일을 잘하는 심장은 정직하며 일을 대충하는 법이 없다.

몸이 요구하는 혈액을 100% 공급하기 위해 열심히 일한다. 요구량의 7할, 8할을 해내려 하지 않는다.

열 가지 능력을 가진 건강한 심장이라도 열 다섯 가지 요구가 나오면 요구에 응할 수 없다. 그런데도 심장은 애를 쓰다가 드디어 자신의 산소가 부족하여 쓰러져 버리는 것이다.

의사들 사이에서는 '전부냐 무(無)냐의 법칙'이라고 부르고 있는데 그런 식으로 일을 하는 장기는 심장 이외에 또 없다.

관상동맥이 동맥경화를 일으켜 가늘어져 있는 심장(관상동맥경화증)
에서는 몸의 요구에 응할 능력이 저하되어 있기 때문에 운동이나 일을
하고 있을 때 가슴이 조이는 듯한 압박감이나 통증이 엄습한다. 심장
자체로의 혈액 공급이 부족하거나 관상동맥이 경련을 일으키기 때문이
다. 이것이 협심증 발작으로 통증은 왼쪽 어깨나 왼쪽팔로 퍼지기도
한다. 보통은 2~3분이면 통증이 가라앉는다. 활동 중에 일어나는 협심
증을 노작성 협심증이라고 하며, 초기의 협심증이다.

증상이 진행되면 안정하고 있을 때에도 발작이 엄습해오고 이것을
안정시 협심증이라고 한다.

처음에는 가끔 일어나던 발작이 점점 간격이 좁아지고 하루에 몇 번이
나 발작이 일어나게 된다. 이렇게 되면 관상동맥의 동맥경화는 상당히
진행된 증거로 약도 효과가 나타나지 않게 되고 심근경색을 일으킬 가능
성이 매우 높아진다.

관상동맥의 경련에 의한 가슴 통증은 동맥경화가 일어나지 않은 사람
이라도 일어날 경우가 있다. 따뜻한 실내에서 갑자기 추운 밖으로 나가
거나 목욕 후 찬 바람을 맞은 경우에 갑자기 가슴 통증이 엄습하는 것이
다. 이런 경우에도 위험성은 마찬가지이므로 주의가 필요하다.

□협심증의 응급 처치

협심증 발작이 엄습했을 때는 안정을 취하고 통증이 사라지기를 기다
리는 수밖에 없다.

의사가 협심증 진단을 내렸을 경우에는 니트로글리세린정을 긴급시를
대비하여 처방해 줄 것이므로 언제나 가까이 두도록 한다.

최근에는 효력이 오래 지속되는 니트로글리세린계의 내복약이나 주사
액을 몸에 붙여 피부로 니트로글리세린을 흡수시키는 예방약이 자주

쓰이고 있다. 협심증의 치료로서의 관상동맥 바이퍼스 수술도 효과가 있으며 ' 제 4장 동맥경화의 치료'에서 자세하게 이야기 하였다.

심근경색

□심근경색은 심장 근육의 회사(壞死)

관상동맥의 동맥경화에 의해 일어나는 또 하나의 심장병이 심근경색이다.

협심증은 관상동맥이 동맥경화에 의해 가늘어져 혈액이 부족하여 일어나는 것인데 심근경색은 관상동맥이 가늘어진 곳에 혈액이 뭉쳐 (혈전) 혈액의 흐름을 완전히 정지시켜 버리기 때문에 일어난다.

혈액이 흐르지 않으므로 그 혈관 유역에 있는 심장 근육은 산소와 영양분이 없어 사멸(회사)해 버린다.

발작은 협심증과 마찬가지로 흉부 통증이 일어나는데 통증의 정도는 협심증보다 심하여 절망감을 느낄 정도의 심한 고통이 통상 30분 이상 계속된다. 그러난 노인의 경우는 통증이 별로 없을 수도 있다.

일반적으로 심근경색은 협심증이 악화된 최종적인 모습이라고 생각하지만 숫자상으로는 협심증을 뛰어넘어 갑자기 아무런 전조도 없이 심근경색 발작을 일으키는 사람이 많다.

게다가 최초의 발작으로 약 3할 가량의 사람이 생명을 잃으므로 그 무서움은 짐작이 갈 것이다.

□심근경색의 응급 처치는 CCU로

심근경색에는 약(니트로글리세린)도 효과가 있다.

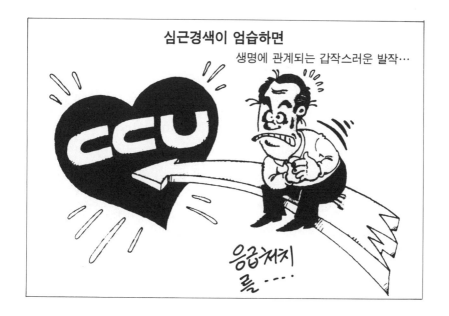

환자는 즉시 CCU(관상동맥 질환 집중 치료실)에 수용되어 심전도를 보면서 치료를 받는다.

발작 직후의 심전도에는 생명에 위험한 부정막이 보이는 경우가 많고 때로는 심장이 파도처럼 일렁이는 상태를 맥으로 알 수 있다.(심실세동이라고 한다)

CCU가 만들어진 뒤 심근경색으로 사망하는 환자는 많이 줄었다.

□무서운 심원성(心原性) 쇼크

한두 번 심근경색은 넘길 수 있어도 발작을 반복하면 심장 근육의 회사 범위는 넓어져 간다.

심장의 표면적 40% 이상 회사 범위가 퍼지면 심장은 그 펌프로서의 기능을 발휘할 수 없게 되고 쇼크를 일으킨다.

이 쇼크를 심원성 쇼크라고 하며, 심장에서 내보내는 혈액량은 격감하여 혈압이 내려가고 손발이 차가워지고 소변도 나오지 않게 된다.

이렇게 되면 현재 의학 수준으로는 치료하기 매우 어렵다.

□심근경색의 합병증

합병증 중 가장 무서운 것은 발작 후의 심장파열이다. 곧 수술을 실시하지만 대부분 살지 못한다.

그 외에 합병증으로써는 심장 근육이 회사한 부분이 문제로 심실 중격이 회사하여 구멍이 뚫리거나 승모판(僧帽弁)이 나빠져 혈액이 역류하거나 회사한 부분이 부풀어 심실류가 생기는 일 등이 있으며 어느 경우든 수술에 의해 치료하는 방법밖에 없다.

대동맥류

혈액을 온몸으로 운반하는 주된 통로인 대동맥에도 동맥경화에 의한 황색 마의 손길이 뻗친다.

대동맥의 벽 일부가 약해져 부푼 상태를 대동맥류라고 하고, 언제 파괴될지 알 수 없어 매우 위험하다.

대동맥류의 원인은 동맥경화에 의한 것이 가장 많고 그 중 65%는 복부에 생기는 대동맥류이다.

대동맥류는 남성에게 많아 여성의 2~3배나 된다. 연령적으로는 70대에 가장 많다.

대동맥류가 터지면 체내에 대량 출혈이 일어나, 생명은 구하기가 매우 어렵다.

□복부 대동맥류

가장 많은 복부 대동맥류는 어느 정도 커지면 배 위에서 손으로 만지면 알 수 있게 된다. 배꼽 부근에 맥이 뛰는 혹이 있으면 대동맥류이다.

손으로 만져 보는 것 이외에 뢴트겐(Rontgen) 검사나 CT 검사로 혹의 상태를 확인할 수 있는 것은 물론이다. 혹을 따라 칼슘이 침착되어 석회화되어 있는 것이 확인되면 완전히 대동맥류인 것이다.

작을 때는 통증이 없으나 증상이 진행되어 혹이 커지면 주위를 압박하여 허리 통증이나 복통이 생긴다. 이렇게 되면 파열이 가까워진 것으로 긴급히 수술을 할 필요가 있다.

만일 파열해 버리면 보통은 배 안쪽(후복막)이 피바다가 된다. 복강 내에 출혈이 있을 때도 있다. 대동맥에서 대출혈이 있으므로 쇼크성 격통과 함께 혈압은 급격히 떨어지고 의식도 몽롱해져 그대로 급사하는 경우가 적지 않다. 구급차로 옮겨 병원에 도착했을 때는 이미 때가 늦는 경우도 있다. 그러므로 파열 이전의 치료가 중요한데 치료는 수술 이외에 방법이 없다. 수술은 대동맥류 속에 인공 혈관을 삽입하여 이곳을 혈액이 흐르도록 한다.

흉부의 대동맥류도 복부와 마찬가지로 위험하다. 복부 대동맥류는 발견하면 곧, 흉부 대동맥류는 혹이 어느 정도 자란 다음 수술하는 것이 좋다.

대동맥류는 최근 매우 많아지고 있으므로 주의한다.

□해리성 대동맥류(解離性 大動脈瘤)

해리성 대동맥류도 위험한 병이다.

대동맥은 안쪽에서부터 내막, 중막, 외막 3층으로 되어 있는데 그 어떤 원인에 의해 내막의 상처난 부분에서 혈액이 혈관벽 속으로 침입한다.

대동맥류(大動脈瘤)

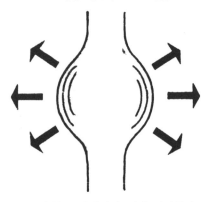

대동맥 벽이 부푼 상태이다. 언제 파열할지 모른다.

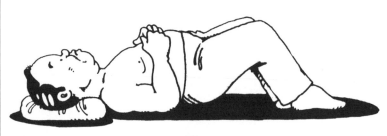

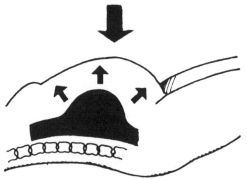

복부 대동맥류(腹部大動脈瘤)

복부 대동맥류는 커지면 배 위에서 만져도 알 수 있게 된다.

또 혈액은 중막을 가르고 앞으로 전진하여 혈관벽을 내막과 중막으로
갈라버리는 것이다. 이것을 대동맥의 해리라고 한다.

해리는 대동맥의 심장 가까운 부분에서 시작되어 대동맥으로까지
진행된다. 혈관 외막은 매우 얇기 때문에 혈압의 영향으로 크게 부풀면
터지고 혈관 밖으로 출혈된다. 이렇게 되면 출혈량도 많고 위험한 상태
가 된다.

운이 좋은 경우는 대동맥을 해리하여 전진한 혈액이 내막의 다른 상처
에서 혈관 속으로 되돌아 오는 경우도 있다. 원래의 혈관 내부와 혈관벽
속을 혈액이 각기 흐르다 다시 합류하는 것이다. 이 경우는 우선 생명의
위험은 없다.

해리성 대동맥류의 발작은 가슴이나 등을 막대기로 내리치는 통증이
시작되고 해리의 진행에 따라 목이나 손, 등, 허리, 배, 발로 통증이 이동
하는 것이 특징이다.

치료는 일각을 다툰다. ICU(집중 치료실)에 수용하는 동시에 재빨리
혈압을 내리는 약을 사용한다.

환자의 혈압은 매우 높아져 있어 200m에 달하는데 이것을 100m 가까
이까지 내린다. 이 방법을 농후(濃厚)강압요법이라고 한다. 그 후 증상
에 따라 외과수술을 한다.

농후강압요법 보급으로 해리성 대동맥류의 생존율은 올라갔지만 위험
한 병임에는 변함이 없다. 대동맥류의 약 3분의 1은 해리성 대동맥류이
다.

대동맥류의 해리 원인은 모르지만 동맥경화에 의한 혈관벽 손상과
고혈압이 결정적인 원인임엔 분명하다. 고혈압이 되지 않는 것이 최대의
예방책이라고 할 수 있다.

동맥경화와 신장

신염 등의 신장병이 되면 신장에서 레닌(renin)이라는 물질이 분비되어 혈압을 올린다. 그 차성 고혈압의 경우로 병을 치료하면 혈압은 원래대로 돌아간다.

반대로 고혈압 상태가 계속되면 신장(腎腸)의 혈관에도 동맥경화가 일어난다. 신장의 세동맥은 심장 뇌의 동맥에 이어 동맥경화가 일어나기 쉬운 혈관이다.

신장의 동맥경화 영향과 신장과 관계 깊은 당뇨병에 대해 살펴 보자.

신장의 동맥경화

□신부전(腎不全)은 고혈압의 끝

신장에 있어서의 동맥경화도 다른 장기와 마찬가지로 연령이 많아 일어나는 경우와 고혈압의 영향에 의한 경우로 나눌 수 있다.

전자인 고혈압 결과가 아닌 신동맥경화증에서는 고령화에 대해 신장의 기능도 저하되지만 그다지 걱정할 것은 없다. 걱정인 것은 고혈압의 결과에 의한 신세동맥경화증이다.

신장이 세동맥에 동맥경화가 일어나면 신장의 요(尿)를 만드는 조직의 세포에 장애가 생긴다. 이것을 신위축이라고 하고 혈액이 적기 때문에 영양분이 부족하여 병칭되고 위축되는 것이다. 이 상태를 신경화증(腎硬化症)이라고 한다.

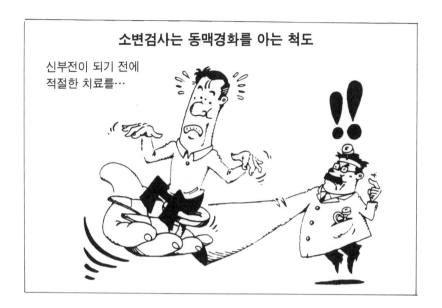

이렇게 되면 소변을 만드는 본래 작용이 저하되고 배출되는 소변에 단액이 나와 이상이 생긴다. 요(尿) 검사는 동맥경화의 정도를 아는 바미터(barometer)의 한 가지라고 할 수 있을 것이다.

보통의 본태성 고혈압에서는 신위축은 천천히 진행되고 급속히 악화되는 경우는 없다.

그러나 신위축이 어느 정도 진행되면 신장이 레닌을 분비하기 시작하고, 고혈압 상태를 보다 높인다. 피해자에서 가해자가 되는 것이다.

이렇게 되면 혈압 강하제 등의 약도 효과가 없어지고 치료는 어려워진다. 신위축은 더욱 진행되어 신장으로서의 기능이 못살게 되고(신부전) 요독증(尿毒症)을 일으켜 생명이 위험해질 때도 있다.

신부전(요독증)은 고혈압의 최종 도달점이라고 해도 좋을 것이다.

이것이 보통 본태성 고혈압 경우이고, 고혈압이 원인으로 신부전으로까지 이르는 것은 대부분 50대 이후이다. 진행이 느림으로 양성 신위축

(신경화증)으로 되어 있다.

악성의 경우는 고혈압 증상이 나타난 뒤 겨우 1~2년 중에 신부전을 일으킬 정도로 악화된다. 앞에서 이야기한 악성 고혈압(악성 신경화증)의 경우가 그렇다.

게다가 악성고혈압은 20대, 30대의 젊은 사람에게 많으므로 그 비극됨이 한층 커진다.

악성의 경우는 물론이지만 양성 신위축의 경우에도 증상이 진행되면 고혈압 상태를 보다 조장시켜 치료가 어려워짐으로 그 신세동맥경화를 예방하는 것이 고혈압 치료에 있어서 매우 중요하다는 것을 알 수 있을 것이다.

당뇨병과 동맥경화

□고혈압＝비만＝당뇨병은 하나의 고리

'비만인 사람에게는 고혈압이 많다. 고혈압인 사람에게는 비만이 많다' 당뇨병의 경우도 마찬가지이다.

당뇨병인 사람에게는 고혈압인 사람이 많아, 당뇨병 치료를 하면서 고혈압 치료를 하고 있는 사람이 매우 많은 것이다.

원인으로서는 첫째로는 비만을 생각할 수 있다. 비만할수록 칼로리 섭취는 식염, 콜레스테롤, 당분 모두 고혈압을 초래하는 것을 지나치게 섭취하는 것이 분명하고 게다가 운동 부족이다.

이것은 당뇨병을 초래하는 조건과도 딱 맞아 떨어짐으로, 당뇨병이 되는 것은 당연하다고 생각한다. 생활 조건으로 보아 고혈압＝비만＝당뇨병은 하나의 고리에 있다고 생각해도 좋을 것이다.

그러므로 어느쪽을 치료하든 식생활 관리가 매우 중요하며 치료의 기본으로 되어 있다.

□당뇨병은 혈관을 무르게 만든다

당뇨병은 혈액중의 당분량이 많아지는 병으로 그 때문에 여분의 당분은 신장에서 오줌으로 배설한다.

당뇨병이 되면 혈관, 그것도 모세혈관이 매우 약해져 버린다. 그 때문에 동맥경화에 의한 뇌졸중이나 심장병, 신장병이 될 확률도 당뇨병과 고혈압 양쪽인 사람의 경우는 고혈압만 있는 사람에 비하면 높다는 통계도 있다.

당뇨병이 되면 혈액중의 과다한 당분을 조금이라도 줄이기 위해 체액의 양을 증가시킴으로 고혈압을 초래하는 것이다.

신장 부담도 크기 때문에 피로하다. 당뇨병에 의해 신장에 장해가 나타나는 경우를 당뇨병성 신증이라고 하는데 이것이 또 신성 고혈압을

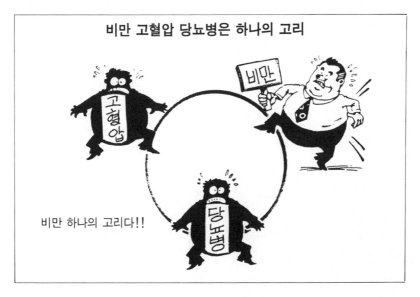

비만 고혈압 당뇨병은 하나의 고리

불러 일으켜 악순환에 빠지는 것이다.

게다가 혈관이 약해져 동맥경화의 합병증도 일어나기 쉽다.

곤란한 것 뿐인데 무신경한 식생활이 이런 사태를 초래한다.

고혈압이나 당뇨병이나 성인병이라고 불리우며 중고령자에게 많은 병인데 그것은 젊었을 때의 생활에 문제가 있었다는 이야기이다.

제 **2** 장

동맥경화의 예방

54

식생활에 의한 예방

'누구나 나이를 먹으면 혈관이 단단해진다'라는 것은 숙명이므로 도리 없는 일이다.

그러나 평소 생활을 관리하여 그 시기를 늦출 수는 있다. 젊었을 때 고혈압이 되면 동맥경화도 빨리 오고 혈관 손상도 커지며 뇌졸중이나 심장병, 신장병이 될 확률도 높아진다.

그 시기를 평소 생활 관리에 의해 가능한 늦추면 고령화에 의한 동맥 경화가 일어나도 혈관에 상처가 없기 때문에 합병증의 우려는 줄어든다.

유전적으로 고혈압 인자가 있어도 생활 방식으로 고혈압이 될 시기를 늦출 수는 있다. 동맥경화가 되지 않는 식생활을 체크해 보자.

식염을 줄이자

□어렸을 때부터 감염 습관을

싱거운 식사는 재미없지만 꼭 익숙해지도록 해야 할 것이다. 3개월 정도 감염 식사를 계속하면 미각이 심심한 맛에 길든다.

그렇게 되면 된 것으로 이전에는 맛있다고 생각되던 라면도 왠지 짜 국물을 먹을 수 없게 된다.

심심한 맛에 길드는 습관이 첫째인데 어렸을 때부터 이 습관을 들이도 록 하자.

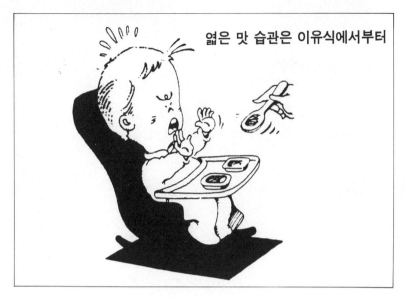

엷은 맛 습관은 이유식에서부터

그 첫단계는 이유식부터이다.

미국의 이유식 통조림에는 식염이 들어 있지 않다. 이것을 산 한 어머니가 맛이 없다며 식염을 넣어 아기에게 주었다는 이야기를 들은 적이 있는데 당치 않은 일이다.

어린아기의 몸에 어머니 미각에 맞는 염분이 들어가면 아직 내장이 발달되어 있지 않은 아기에게 어떤 영향이 미칠 것인가.

수유기 어머니나 우유에 식염을 넣던가. 간이 맞지 않는다고 우유를 먹지 않는 아기가 있던가. 아기의 이유식은 음식에 함유되어 있는 염분만으로도 충분하다.

아기 뿐만 아니라 자신이 식사를 만들지 못하는 어린이의 미각을 관리하는 것은 부모의 책임이다. 어려서부터 심심한 맛에 익숙해 지면 그 아이는 성인이 된 후에도 엷은 맛으로 지내는 것이다.

아이가 고혈압이 되는 일 없도록 어렸을 때부터 감염식을 먹이도록 하자.

□엷은 맛의 맛있는 식사를 만든다

엷은 맛의 식사라고 해도 맛없는 식사는 곤란하다. 먹는다는 것은 인생의 기쁨 중 하나이므로 맛도 좋고 엷은 맛이어야 한다.

매일 먹는 음식이 맛이 없으면 '고혈압으로 죽어도 좋으니 맛이 강하고 제대로 맛을 낸 것을 달라'라고 말하는 사람도 있을 것이다.

맛있는 엷은 맛의 비결에 대해서는 요리 전문가에게 맡겨야겠지만 쉽게 생각할 수 있는 것으로는 우선 육수나 멸치 국물을 이용하여 염분을 대용하는 것도 한 방법일 것이다.

유자나 산초 등 향을 즐길 수 있는 것을 곁들이는 방법도 유효하다. 고기 요리에 관해서는 구미쪽이 선진국이며 향 좋은 향신료로 최근에는 여러 가지 수입되고 있다. 그런 것을 이용하는 것도 좋을 것이다.

또 음식 본래의 맛을 즐기기 위해 신선한 소재를 선택하여 요리하도록 한다.

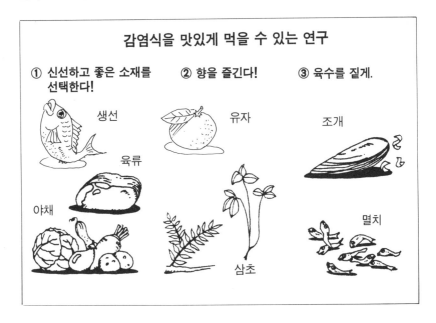

감염식을 맛있게 먹을 수 있는 연구

① 신선하고 좋은 소재를 선택한다!

② 향을 즐긴다!

③ 육수를 짙게.

생선

유자

조개

육류

야채

삼초

멸치

재료가 좋으면 음식 맛이 좋아 염분을 줄일 수 있다. 반대로 말하자면 염분을 줄이면 음식의 원래 맛을 알 수 있다.

두부를 간장에 찍지 말고 그냥 먹는 아이를 흉내 내어 한 번 먹어 본 적이 있다. 두부의 향을 은은히 느낄 수 있어 맛있었다.

염분은 짭잘한 맛을 내는 대신에 요리되는 재료의 맛을 없애는 것 같다.

아무튼 염분이 적은 식사를 맛있게 할 수 있는 방법을 각 가정에서 연구하기 바란다.

□외식 때의 염분에도 주의하자

집에서 식사의 염분을 제한해도 밖에서 식사할 때 염분을 많이 섭취하면 소용이 없다.

특히 회사를 다니는 사람은 대부분 점심을 외식으로 한다. 식당이나 레스토랑에서 만든 요리를 먹으므로 자신이 간을 할 수 없다. 그래도 별 수 없다고 포기하지 말고 가능한 연구를 해 보자.

① 염분이 적은 요리를 선택한다.

② 비교적 짠 맛을 덜 내는 집을 선택한다.

③ 면류의 국물 등은 전부 먹지 않는다.

④ 간장을 듬뿍 찍지 않는다.

자신의 마음가짐 여하에 따라서 염분의 양을 상당히 줄일 수 있는 것이다.

점심 식사로 자주 먹는 음식의 염분량을 다음 페이지에 몇 가지 나타내 보았다. 외식에는 의외로 많은 염분이 함유되어 있으므로 하루 염분 섭취량을 생각하면서 섭취하도록 한다.

면류에 대해서는 국물 전부를 포함한 수치이므로 전부 마시지 않으면

외식에 있어서 염분량 기준(g)

함박스테이크(3.1)

우동(6.9)

라면(5.2)

스파게티(4.1)

카레라이스(3.4)

비빔국수(4.6)

샌드위치(2.3)

믹스 오믈렛(1.3)

볶음밥(4.7)

김밥(5.9)

햄버그(2.2)

튀김 얹은 우동(3.6)

조금 낮은 수치가 된다고 생각하면 되는 것이다.

그래도 전반적으로 상당히 높은 수치이다.

이 숫자에 아침 식사 분과 보통 가장 많은 양을 섭취하는 저녁 것까지 합치면 염분의 지나친 섭취는 피할 수 없을 것이다.

가능하다면 염분이 적은 요리를 담은 도시락이 이상적이다.

□조미료, 가공식품의 염분량을 알아 둔다

미리 짠 맛을 낸 조미료나 가공식품에 대해서는 염분이 어느 정도 함유되어 있는지를 알아 두어야 한다.

우선 주요 조미료 한 작은 술의 염분량을 보면,

간장＝1.0g

감염 간장＝0.5g

우스타소스＝0.4g

토마토케찹＝0.2g

마요네즈＝0.1g

고추장＝0.7g

싱겁게 만든 된장＝0.7g

으로 되어 있다.

조미료는 그대로 먹거나 마시는 것은 아니지만 식초나 레몬을 보충하는 것으로 가능한 줄인다.

다음으로 가공식품인데 비교적 잘 먹는 것을 다음 페이지에 표로 만들어 보았다.

가공식품은 원래 오랜 시간 보존할 수 있도록 연구한 것이 많으므로 아무래도 염분의 양이 많아지게 된다.

특히 생선 말린 것이나 절임 등 우리 반찬에는 짠 것이 많은 것 같

가공식품의 염분 함유량(1)

붉은 글씨가 염분량(g)

— 주요 조미료 —

작은술 1술의 염분량(g)

간장…1.0
감염 간장…0.5
우스타 소스…0.4
토마토케찹…0.2
마요네즈…0.1
고추장 …0.7
왜된장…0.4

멸치(큰술 2 – 10g)

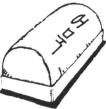

어묵(3토막 – 60g)

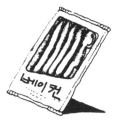

베이컨(얇게 썬 것 1장
– 10g)

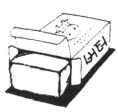

버터(큰술 1 – 13g)

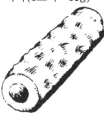

오뎅(1개 – 120g)

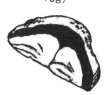

유부(1토막 – 53g)

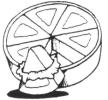

치즈(반파운드의 1/6
– 45g)

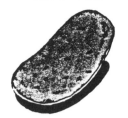

고구마 튀김(큰 것 1개
– 75g)

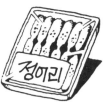

말린 정어리(두 마리
– 30g)

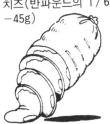

햄(얇게 썬 것 5장
– 15g)

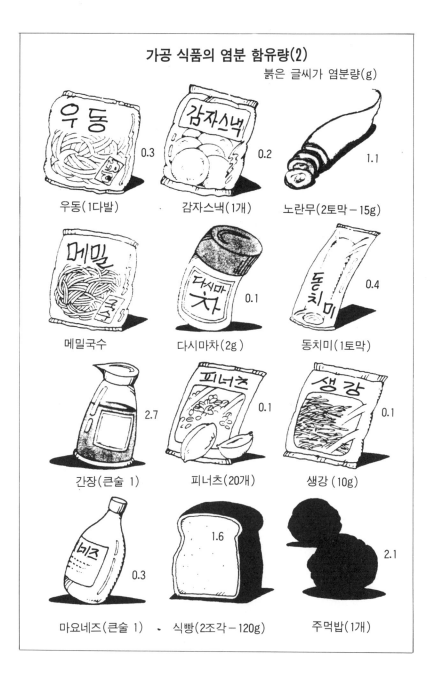

가공 식품의 염분 함유량(2)

붉은 글씨가 염분량(g)

우동(1다발) 0.3

감자스낵(1개) 0.2

노란무(2토막 − 15g) 1.1

메밀국수

다시마차(2g) 0.1

동치미(1토막) 0.4

간장(큰술 1) 2.7

피너츠(20개) 0.1

생강(10g) 0.1

마요네즈(큰술 1) 0.3

식빵(2조각 − 120g) 1.6

주먹밥(1개) 2.1

다.

쌀이 고혈압에 좋지 않다는 의견이 한때 있었으나 그렇지 않다는 것은 이미 잘 알고 있을 것이다. 쌀에는 아무런 죄가 없으며 밥을 먹을 때 함께 먹는 반찬으로서 섭취하는 생선이나 저림류에 염분이 많이 함유되어 있었던 것이다.

특히 추운 지방에서는 일찍부터 겨울철에 야채를 절여서 먹는 풍습이 있었기 때문에 고혈압인 사람이 많았으나 최근에는 생활도 개선되어 그 경향이 줄어 들었다.

가공식품 대부분은 그 이상 손을 대지 않고 먹을 수 있도록 만들어 놓은 것이므로 그 염분량에는 충분히 주의 하기 바란다.

□칼륨(K)은 식염을 배설시킨다

염분은 지나치게 섭취하지 않도록 배려하는 것이 제일 중요한 것은 물론이지만 지나치게 섭취한 염분을 몸 밖으로 배설시키는 식품에 대해서도 알아두기 바란다. 즉, 지나치게 섭취한 염분을 배설로 제거시켜 주는 식품이다.

칼륨이 식염을 배설하는 작용을 한다. 칼륨은 뇨의 양을 많아지게 하는 작용(이뇨작용)이 있고, 그 때 나트륨(소금의 주성분)을 배설해 주는 것이다.

그 칼륨은 야채에 많이 함유되어 있다. 그중에서도 감자와 호박에 특히 많이 함유되어 있다. 그외 연근, 버섯, 컬리플라워 등에도 비교적 많이 함유되어 있다.

□식물섬유가 염분을 몰아낸다

식물섬유를 많이 함유한 식품을 섭취하는 것도 고혈압 예방으로서 중요하다.

식물 섬유는 먹어도 소화되지 않고 배설됨으로 영양분이 되지 않는다. 그러므로 고혈압의 적인 비만을 막는 효과가 있다.

또 식물섬유는 위장을 자극하여 활동을 활발하게 만들므로 변비를 막아 주기도 한다. 변비는 복강내의 압력을 올려 고혈압의 원인도 되는데 식물 섬유는 그것을 방지해 준다.

또 식물섬유는 몸 밖으로 배설될 때 수분과 함께 염분을 흡수하고 주위에 지방분을 흡착시켜 배설한다.

식물 섬유를 많이 함유하고 있는 식품으로서 최대로 주목을 끌고 있는 것이 녹미채이다. 100g 중 약 36g의 섬유질을 함유하고 있고 게다가 미네랄이 많으며 논 칼로리이므로 비만 방지에는 최적인 식품이라고 할 수 있다.

미역이나 다시마 등 해초류도 섬유질을 많이 함유하고 있고 미네랄도 풍부하다.

야채류에서는 콩류가 모두 섬유질이 많고 양질의 식물성 단백질이 많아 좋은 식품이다.

식물성 섬유라고 하면 시금치, 쑥갓을 연상하는 사람이 많은 것 같은데 녹황색 야채는 비타민 A나 C는 풍부해도 식물섬유는 그렇게 많지 않다.

□식사의 양을 줄이면 식염도 준다

섭취하는 식염의 양을 줄이는 방법으로써 가장 단순한 방법은 식사의 양 전체를 줄이는 것이다.

전체 양이 줄면 함유되어 있는 식염의 양은 물론이고 콜레스테롤이나 당분도 줄므로 동맥경화나 비만 방지도 된다.

맛있는 것이 눈 앞에 있으면 계속 먹어 과식을 하는 사람이 있는데 결코 바람직하지 못하다.

단 너무 갑자기 식사량을 줄이면 몸 전체에 밸런스가 깨질 우려도 있으므로 주의한다. 고혈압을 걱정하다가 영양실조증이 되어 버리면 곤란한 것이다.

밸런스 있는 적당량의 식사야말로 인생을 즐겁고 건강하게 만들어 주므로 무리는 금물이다.

□ 목표는 하루 8g

식염의 양을 줄이는 건 좋은데 어느 정도까지 줄여야 하느냐 하면 아직 고혈압 선고를 받지 않은 사람은 하루 8g을 목표로 한다.

그리고 이미 고혈압인 사람은 하루 5~6g으로 줄여야 한다. 고혈압이 진행되어 위험한 증상이 나타나고 있을 경우에는 입원하여 하루 3g으로 제한한다.

우리의 하루 평균 식염 섭취량은 서양인들에 비해 훨씬 많다.

원인은 된장, 간장 등의 조미료나 쌀이 주식이기 때문에 부식물로서 저린 음식을 많이 먹기 때문이다.

예를 들어 아침으로 쌀밥에 된장국, 생선 조림, 김, 계란 조림, 김치를 포만감이 들 정도로 먹으면 이미 목표치인 8g 가까이 식염을 아침식사 때 섭취한 것이 된다.

한편 구미인들의 아침 식사를 생각해 보면 빵에 커피, 쥬스, 샐러드, 잼, 햄 또는 베이컨, 삶은 계란 정도일까?

햄이나 베이컨에 함유되어 있는 염분과 삶은 계란을 소금에 찍어 먹는 정도가 염분 섭취량이다.

아침 식사 뿐만이 아니고 한 번이라도 좋으니까 하루에 식탁에 오르는 식품을 먹으면서 어느 정도의 염분을 섭취하고 있는지 계산해 보기 바란다.

그렇게 함으로서 목표 8g을 향한 감염 작전을 시작하는 것이다.

□감염은 계획적으로

감염 작전은 계획을 세워 서서히 진행하는 것이 좋은 결과를 낳는 것 같다.

어느날 갑자기 큰 결심을 하고 급격한 감염을 개시해도 대부분의 사람은 1주일 정도면 다시 원상태로 되돌아 온다. 염분을 줄이고 있다는 자의식이 강하여 초조함이 생기고 욕구 불만에 빠져 버리는 것이다.

좋은 감염법은 우선 식탁을 총점검하여 특히 염분이 많은 식품을 추방한다. 소금에서부터 저림 등으로 진행시킨다.

된장국도 좀 엷게 간을 하여 조금씩 된장의 양을 줄이는 편이 좋을 것이다.

이렇게 하여 1개월 2개월 조금씩 연구를 하면서 염분을 줄여간다. 3개월 후에는 상당한 효과가 오르는 것 같다.

외식을 할 때는 '짠 것은 피한다' 라는 식이 되면 감염 작전은 대성공이다. 미각이 완전히 엷은 맛에 익숙해 지는 것이다. 그대로 식사를 계속하면 장래 고혈압이나 동맥경화로 고민하는 일은 없을 것이다.

마지막으로 감염은 강한 의지력이 필요함으로 개인적으로 애쓰는 것 보다 가족 전원이 협력하여 실행하는 것이 좋다.

지방을 줄이자

□콜레스테롤도 몸에 필요

동맥경화를 초래하는 나이 콜레스테롤이라는 것은 너무나도 유명하다. 그리고 콜레스테롤에는 유익한 콜레스테롤(HDL)과 유해한 콜레스테롤(LDL)이 있다는 것은 이미 이야기했다.

인간의 체내에 있는 콜레스테롤 중 약 8할은 체내에서 만들어지고 나머지 약 2할은 섭취한 지방에 함유되어 있다.

콜레스테롤이라고 하면 나쁜 이미지가 강하여 선악을 막론하고 불필요하다고 생각하는 사람이 많은 것 같은데 원래는 뇌나 신경, 담즙, 성호르몬 성분으로서 필요한 것이다.

그러므로 일부러 체내에서 만들고 있는 것인데 그것이 적정량을 오버했을 때 문제가 생기는 것이다. 원인은 지방 과다 섭취와 신진 장애이다.

전문적으로는 혈액중의 총 콜레스테롤량이 1데시리터 중 220mg을 넘으면 이상이고, 고지혈증이라고 한다. HDL, LDL 그 각각에 대해서는 LDL은 150mg 이상 HDL은 40mg 이하이면 이상치가 된다. 최근에는 총 콜레스테롤은 150~180 LDL은 140mg 이하로 해야 한다는 설도 있다.

□동물성 지방에 많은 유해 콜레스테롤

우리들이 먹는 지방은 크게 나누면 포화지방산과 불포화지방산 두 종류가 있다.

간단히 말하자면 포화지방산이란 상온에서 굳는 지방으로 소나 돼지

주요 식품의 콜레스테롤 함유량(mg)

식품명	총콜레 스테롤	식품명	총콜레 스테롤
[어류]		공미리	119
소라	141	모시조개	129
개랑조개	206	모시조개(통조림)	363
오징어(생)	312	[유제품]	
오징어(말린 것)	625	생크림	90
오징어(훈제)	518	프로세스 치즈	86
오징어(소금 절인)	259	[유지류]	
섬게	498	버터	306
대하	183	마아가린	384
중하	228	라아드	109
보리새우	175	[육류]	
벗꽃새우	899	쇠고기(간장)	277
게(통조림)	130	닭고기	131
낙지(훈제)	460	닭고기(내장)	258
장어(생)	193	돼지고기(등심)	352
가다랭이	360	돼지고기(간장)	309
가다랭이포	190	소세지(포크)	163
꼬치고기	133	[난류]	
보리멸	124	계란(전란)	534
고등어 자반	174	계란(노른자)	1,688
까나리	421	메추리알	803
연어알젓	490		
꽁치(생)	108		
꽁치(말린 것)	146		
명란젓	243		
말린 청어알	243		
문절망둑	480		
숭어 알집 말림	420		
빙어	235		

비계나 라아드, 버터와 같은 동물성 지방에 많이 함유되어 있다.

불포화지방산이란 상온에서는 액체로 있는 지방으로 콩기름 올리브유 옥수수기름 등 식물성 지방에 많이 함유되어 있다.

또 포화지방산은 파르미틴산이나 스테아린산에 불포화지방산은 오레인산이나 리놀산으로 나눌 수 있다.

왜 이런 설명을 하느냐 하면 포화지방산은 LDL(유해 콜레스테롤)이 그리고 불포화지방산은 HDL(이로운 콜레스테롤)이 되기 때문이다.

동물성 지방이나 식물성 지방이나 어느 한쪽 지방산만을 갖고 있는 것은 아니지만 비교하면 동물성 지방 쪽이 LDL 콜레스테롤의 기반이 되는 포화지방산이 많은 것이다.

그러므로 동맥경화의 원흉인 LDL 콜레스테롤을 줄이기 위해서는 동물성 지방을 줄이면 된다는 것을 알 수 있다. 포화지방산 S와 불포화지방산 P와의 비 P / S는 C에서 그 범위에 있는 것이 바람직하다.

또 불포화지방산은 인체내에서 합성되지 않기 때문에 필수지방산으로서 중요시되고 있다. 최근 주목되고 있는 것으로 EPA(에이서코판타엔산)와 DHA(드코사헤키사엔산)이 있다. 모두 LDL 콜레스테롤이 낮아지고 HDL 콜레스테롤을 만드는 작용이 있고 또 혈전을 만들지 않게 하는 작용도 있다.

여기에서 동물성 지방＝육식이라고 생각하여 육류를 극단적으로 섭취하지 않는 것은 생각해 볼 일이다. 고기에는 몸을 만드는데 필요한 단백질이 많다. 특히 성장기의 어린이들에게 있어서는 불가결한 것이고 육류요리는 우리 식생활에 정착되어 있는 것으로 이것을 중당하면 매일매일의 식사는 위축되어 버린다.

중요한 것은 같은 고기를 먹더라도 LDL 콜레스테롤의 기본이 되는

비계가 적은 부분을 먹는다는 것이다. 감염과 마찬가지로 연구하기 바란
다.

□지방식은 높은 칼로리식

식물성 기름에는 LDL 콜레스테롤의 기본이 되는 포화지방산이 적으
므로 아무리 먹어도 괜찮으냐 하면 그렇지는 않다.

지방은 칼로리가 높으므로 과식하면 사용하지 않은 지방은 피하지방
이 되어 비만의 원인이 되기 때문이다.

탄수화물과 단백질은 체내에서 연소된 경우 12g당 약 4Kcal의 열을
낸다. 그에 비해 지방은 약 9Kcal나 열을 낸다. 이 점은 포화지방산이나
불포화지방산이나 마찬가지이다.

즉, 지방은 적은 양으로 많은 에너지를 낼 수 있는 것이다. 매우 훌륭
한 일이지만 체내에서의 영양소 연소는 필요가 없으면 행해지지 않는
다.

결국 활동량이 적으면 연소량도 적어 영양소(여기에서는 지방)가
남게 되고 활동량이 많아도 섭취하는 영양소가 필요량을 상회하면 역시
남는다. 그리고 남은 분은 모두 피하지방으로서 축적되어 버리는 것이
다. 이것이 비만이다. 지방법은 고기라든가 튀김식으로 분명하게 기름진
것을 먹을 때는 자각할 수 있기에 제한할 수도 있지만 자각 없이 먹게
되는 경우가 최근에는 많아진 것 같다.

예를 들어 어린이들이 좋아하는 스낵이나 인스턴트 라면 등에는 기름
에 튀긴 것이 많고 이들 지방을 함유한 가공식품은 칼로리가 높을 뿐
아니라 염분도 많이 함유하고 있다.

이런 것을 간식으로 주는 것은 생각해 볼 일이다. 최근에 늘고 있는
비만이나 청년성 고혈압은 이런 식생활과 운동부족이 원인이라고 지적

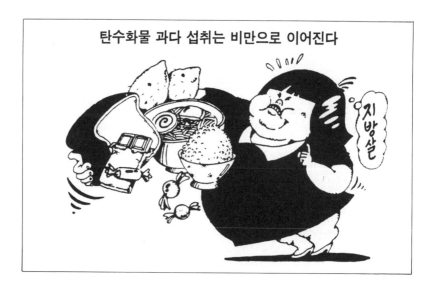

탄수화물 과다 섭취는 비만으로 이어진다

하는 의사도 있다.

당분을 줄이자

□당분 과다 섭취는 비만형 신체를 만든다

당분 과다 섭취도 고혈압에는 좋지 않다.

당분이 직접 고혈압을 초래하는 것은 아니지만 당분을 과다 섭취하면 고지혈증이 되고 남은 당분은 중성지방으로서 체내에 축적된다. 중성지방은 지방을 과다 섭취한 경우와 마찬가지로 피하지방이 되어 비만의 원인이 되어 버린다.

여기에서 말하는 당분이란 설탕과 같이 단 것만을 의미하는 것이 아니고 탄수화물이다.

쌀, 빵, 우동, 감자류. 단 과자류 등에는 탄수화물이 많고 과다 섭취하면 비만체, 즉 지방이 많은 몸을 만들고 나아가서는 고혈압이 되고 만다.

또 당분 과다 섭취는 당뇨병이 되는 직접 원인이기도 한다. 당뇨병은 혈관을 약화시키는 동맥경화의 결정적 계기가 됨으로 그런 의미에서도 당분의 과다 섭취는 삼가해야 한다.

염분 지방의 과다 섭취는 막을 때와 마찬가지로 역시 '과식'하지 않는 것에 의해 당분 과다 섭취를 피해야 한다.

동맥경화증에 의한 심근경색 환자 식사를 조사하면 건강한 사람의 2배 이상이나 당분을 섭취하더라는 보고도 있다.

당분 과다 섭취→비만→고혈압→심근경색이라는 관계에 있는 것인데 당분을 섭취할 때 반찬으로서 염분도 많이 섭취하고 있을 가능성도 크다.

서양인의 비만은 육류나 지방 과다 섭취에 의한 것이 많다고 하지만 우리들의 원래 쌀밥 민족이기 때문에 당분 과다 섭취에 원인이 있다고 한다.

비만이 되면 외관상 보기 나쁠 뿐만 아니라 당분 과다 섭취에 의해 건강을 해치게 됨으로 주의한다.

□당분, 지방도 적정량은 필요

'인간의 몸은 단백질로 구성되어 있으므로 단백질만 섭취하면 되지 않느냐'라는 무리한 의견을 말하는 사람이 있다.

단백질만의 식품이라는 것도 없으므로 그럴 가능성은 없지만 가령 단백질만의 식사를 한다고 하면 어떻게 될까?

우선 비타민이나 미네랄이 부족함으로 몸의 평형 상태가 깨져 곧 병이 나게 된다. 게다가 몸을 움직이는 에너지가 되는 당분이나 지방이 없으므로 활동 의욕이 완전히 없어져 버린다.

단백질은 당분이나 지방과 달리 체내에서 연소되어 에너지가 되는 것이 아니다. 차로 말하자면 차체를 만드는 재료가 단백질 가솔린으로서 차를 달리게 하는 에너지가 되는 것이 당분과 지방이다.

자동차의 경우는 가솔린이 없으면 움직일 수 없지만 인간의 경우는 당분이나 지방이 없을 때는 자신의 몸을 분해하여 연료로 쓴다. 죽지 않기 위해서이다. 기아상태 때가 그런데 자신의 몸을 분해함으로써 마른다.

단백질만 먹었다고 해도 그 단백질을 체내에 빨아 들이기 위해 또 에너지가 필요함으로 결국 오래 살지는 못한다.

즉, 당분이나 지방도 생명을 유지하고 활동할 수 있을 정도의 양은 꼭 필요한 것이다. 건강한 사람의 1일 당분과 지방 섭취량은 대략 당분 350g, 지방이 40g으로 되어 있다.

격렬한 운동이나 일로 몸을 심하게 움직이는 사람은 좀더 많아도 되고 그다지 몸을 움직이지 않는 사람은 적어도 된다.

과다 섭취 당분과 지방은 피하지방이 되어 몸에 남게 된다. 차의 엔진 은 원래 그대로이고 차체만이 무거워지는 것과 같다.

적정량의 가솔린(당분과 지방)을 보급하여 비만을 방지하자.

알콜은 삼가한다

□소량의 술은 혈압을 내린다

'술은 장수에 도움이 된다'라는 말이 있으나 술을 좋아하는 사람 중에 는 고혈압인 사람이 많다. 왜 그럴까?

술은 긴장감을 완화시키고 내장 활동을 활발하게 만들며 좋은 수면을 제공해 준다. 그리고 소량의 술은 혈압도 내려 준다.

이렇게 좋은 면도 있는 술이 고혈압이나 간장병의 적이 되고 있는 것은 술을 마시는 사람 쪽에 문제가 있기 때문이다.

기분좋게 한두 잔 술을 마시면 긴장이 풀려 혈관이 넓어지기 때문에 혈압이 일시적으로 내려간다. 여기에서 멈추면 좋을 것을 더 마시기 때문에 문제인 것이다.

혈액 중에 녹아 전신으로 도는 알콜을 분해하기 위해 심장이나 다른 장기로 활발하게 일하기 시작하고 혈관도 긴장하여 혈압이 올라간다.

가끔 술을 마셔 혈압이 올라간 경우는 체내에서 알콜이 사라지면 혈압은 원래대로 되돌아 온다.

그러나 매일 상습적으로 마시면 올라간 혈압은 원래대로 돌아오지 않고 정말 고혈압이 되어 버린다.

술의 적정량은 혈액중의 알콜 농도가 0.02~0.03% 정도라고 한다.

적정량이 사람에 따라 다른 것은 알고 있을 것이다. 술이 센 사람은 알콜을 간장에서 분해하는 시간이 빠르기 때문에 혈액중의 농도가 올라

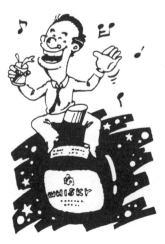

술은 적량을 지키자

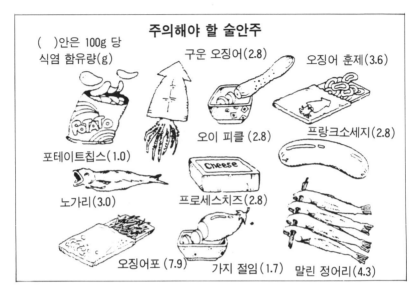

주의해야 할 술안주

( )안은 100g 당
식염 함유량(g)

구운 오징어(2.8)

오징어 훈제(3.6)

오이 피클 (2.8)

프랑크소세지(2.8)

포테이트칩스(1.0)

노가리(3.0)

프로세스치즈(2.8)

오징어포 (7.9)

가지 절임(1.7)   말린 정어리(4.3)

가지 않아 계속 마실 수 있다. 약한 사람은 그 속도가 느리기 때문에 혈액 중의 농도가 빨리 올라가고 신경이 마비되어 취해 버린다. 맥박이 올라가지 않는 정도를 자신의 적량이라고 생가하고 절제하기 바란다. 술이 센 사람은 과음을 해도 숙취가 남지 않아 알콜이 체내에서 완전히 사라졌다고 생각하기 쉬우나 실제로 알콜이 완전히 사라지기까지는 24시간이 걸린다.

취한 것을 느끼지 못하는 것은 몸이 알콜에 마비되어 있기 때문으로 그때 또 술을 마시면 혈압은 내려갈 틈이 없다.

이런 상습적인 알콜이 고혈압 환자를 만든다.

고혈압 예방을 위해서도 간장을 위해서도 주 1회 가능하면 주 2회는 술을 마시지 않는 날(휴간일)을 만들어야 한다.

□술 안주가 혈압을 올린다

술을 마실 때 문제가 되는 것은 술안주이다.

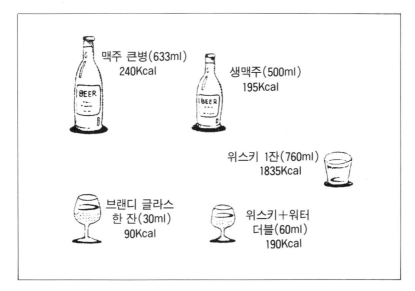

맥주 큰병(633ml)
240Kcal

생맥주(500ml)
195Kcal

위스키 1잔(760ml)
1835Kcal

브랜디 글라스
한 잔(30ml)
90Kcal

위스키+워터
더블(60ml)
190Kcal

원래 술은 빈 속에 마셔야 한다고 말하는 사람이 있으나 그것은 위장이나 간장을 파괴하여 병을 재촉할 뿐이다. 술을 마실 때는 단백질과 비타민이 풍부한 것을 먹으면서 마셔야 한다.

이때 곤란한 것은 술 안주 중에는 염분이 많은 것이 대부분이라는 점이다. 생선회, 절임, 말린 생선, 감염과도 관계가 먼 것 뿐이다.

혈압을 걱정하면서 술을 마시는 것은 분명 재미없는 일이겠지만 고혈압이 되버리면 술도 금지해야 한다. 즐거움을 잃지 않기 위해서는 술 안주에도 신경을 써야 한다.

야채 샐러드도 좋다. 그외 자신이 감염 안주를 연구하여 술을 즐기도록 한다.

□술은 고칼로리 음료

술의 칼로리에 대해서도 잊어서는 안 된다. 알콜 1g은 약 7Kcal의 에너지가 된다.

당분은 약 4Kcal, 지방이 약 9Kcal이므로 거의 그 중간이다.

그러므로 당분이나 지방의 칼로리 계산을 해도 알콜분의 칼로리를 잊어서는 안 된다.

각종 술에 함유되어 있는 알콜량과 칼로리를 윗그림에 표기했다. 소주 한 잔(180ml가) 거의 밥 한 공기(약 140g)나 되는 칼로리인 것이다.

소주 한 병은 203Kcal, 쌀 140g은 207Kcal이다. 따라서 술을 마실 때는 그만큼 당분이나 지방을 줄여야 한다.

또 알콜을 간장에서 분해할 때 비타민 B1을 필요로 함으로 비타민을 풍부하게 함유하고 있는 야채를 함께 섭취할 필요가 있다.

술을 마시면 위장 작용이 활발해짐으로 식욕이 난다. 또 적당량의 음주는 HDL 콜레스테롤을 증가시킨다는 보고도 있다. 이것도 술의 효능 중 하나이므로 좋은 면이기도 하지만 술을 많이 마시고 식욕도 충분히 발휘하여 바지 벨트를 늘릴 정도로 식사를 하는 것은 비만으로의 지름길이며 곧 고혈압이 된다.

술을 좀 깨려고 또는 귀가 후에 차를 한 잔 마시는 사람도 있다. 기분이 산뜻해 지는 것은 사실이지만 그다지 칭찬할 만한 일은 아니다.

그 뒤 곧 잠자리에 들게 됨으로 위장에 부담을 주게 된다. 게다가 활동을 정지하기 전에 칼로리를 넣을 필요는 없다. 피하 지방만 늘릴 뿐이다.

총칼로리에 주의하자

□표준 체중을 알자

사람은 활동 에너지를 얻기 위해 식사를 한다. 섭취하는 에너지가 너무 많으면 비만이 되고 너무 적으면 마른다.

그럼 1일 적정 칼로리 섭취에 대해 생각해 보자.

이것은 각자 현재 몸의 상태(비만인가 아닌가)와 매일 생활을 하면서 소비하는 에너지(요동량)에 따라 다르므로 사람에 따라 여러 가지이다.

몸의 상태에 대해서는 표준 체중을 기준으로 한다. 표준 체중을 구하는 방식으로는

표준체중(Kg)=[신장(m)−100]×0.9

이다. 자신의 현재 체중이 이 식으로 얻을 수 있는 수치를 넘고 있을 경우는 그 사람은 비만이 된다.

단 표준 체중은 엄밀한 수치가 아니고 성별, 연령 등도 고려할 필요가 있다.

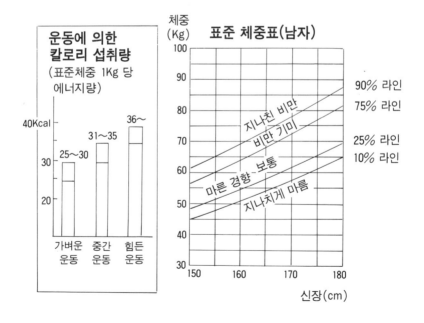

□적절한 칼로리 섭취량은

1일 적정 칼로리 섭취량은 표준 체중과 운동량에 따라 정한다. 표준 체중 1킬로그램에 대한 칼로리 섭취량을 운동량 정도에 따라 정하는 것이다.

40대 성인 남자는 표에 나타난 숫자로 계산한다.

신장 170cm인 사람이라면 표준 체중은 63Kg. 이 사람이 사무직과 같은 경노동에 종사하고 있을 경우에는,

$$63 \times (25 - 30) = (1.575 - 1.890)$$

의 칼로리를 섭취하면 되는 것이다.

또 전칼로리수가 적정량과 맞아도 영양소에 편중이 있으면 건강한 식사라고 할 수 없다.

단백질, 지방, 당분(탄수화물), 비타민, 미네랄을 밸런스 있게 함유한 식사가 건강한 몸을 만드는 것이다.

□동물성 단백질은 3할이 이상적

우선 단백질인데 단백질은 몸의 근육이나 혈액이 되고 여러 가지 호르몬이나 산소의 원료로서 쓰인다.

일반적으로는 표준 체중 1Kg에 대해 1~1.5g의 단백질을 매일 보급할 필요가 있다고 한다. 표준 체중 60Kg인 사람이면 매일 60~90g의 단백질을 섭취할 필요가 있게 된다.

단백질에는 동물성 단백질과 식물성 단백질이 있다.

동물성 단백질은 소, 돼지, 새의 고기 어류, 우유, 버터, 치즈, 계란에 많이 함유되어 있으나 이들은 콜레스테롤이 최근 지방도 동시에 함유하고 있다는 결점이 있다.

그런 점에서 식물성 단백질을 많이 함유하고 있는 콩이나 그 외 가공

품은 콜레스테롤에 대한 걱정은 할 필요가 없다.

그럼 식물성 단백질만 섭취하면 되느냐 하면 그렇지는 않다.

단백질은 분해되면 아미노산이 되는데 우리들이 먹는 20종류의 아미노산 중 인간의 몸을 만드는데 절대로 필요한 아미노산 8종류가 있다. 이것은 필수 아미노산이라고 한다.

이 필수 아미노산은 동물성 단백질에 많이 함유되어 있고 식물성 단백질에는 조금 뿐이다. 식물성 단백질 만으로는 인간의 몸을 유지할 수 없는 것이다.

그러므로 동물성 단백질과 식물성 단백질을 잘 조합하는 것이 가장 좋은 방법이다. 대체로 동물성 단백질을 3할 정도로 하는 것이 이상적일 것이다.

□지방은 총칼로리의 25% 이하로

보통 생활(중노동)을 하는 성인 남자로 1일 약 2200Kcal를 필요로 하는 사람이 있다고 하자.

이 사람이 75g의 단백질을 취했다면 그 칼로리는 300Kcal이다. 나머지 1900Kcal를 지방과 당분으로 섭취할 필요가 있다.

지방의 섭취량은 총칼로리의 25% 이하로 하는 것이 바람직하다고 한다. 가령 25%라면 2200×0.25=550Kcal로 이것은 지방 약 61g이다.

2200−300−550=1350Kcal가 당분으로 약 338g이다.

이상을 정리하면 단백질 75g, 지방 61g, 당분 338g이 되고 여기에 비타민 미네랄이 첨가된 것은 8g의 염분으로 조리하는 것이 된다.

바른 칼로리를 얻기 위해 귀찮아도 매일 식단의 칼로리를 계산해 보자.

그를 위해서는 요리할 때 반드시 계량컵을 이용하여 무게를 잴 필요가 있다. 한동안은 성가시지만 이것이 고혈압이 될지 어떨지를 가늠하는 기준이 됨으로 조리를 하는 사람 뿐 아니라 가족들의 운명과도 긴밀한 연관이 있다.

밸런스 잡힌 적정량의 칼로리에 심심한 간을 한 요리에 도전해 보자.

비만 방지는 자기 관리에서부터

□자신의 적정 칼로리를 파악한다

뚱뚱하다는 것은 섭취하는 칼로리가 소비하는 칼로리를 웃도는 것으로 소비되지 않은 영양분이 피하지방으로서 축적되어 비만체를 만드는 것이다.

비만을 방지하기 위해서는 섭취하는 총칼로리를 줄이면 좋은데 이것에 관해서는 이미 이야기했다.

단, 비만이 될지 어떨지는 유전적 체질과 관계가 있다고도 생각된다.

극단적인 예로 '살이 찌는 사람은 물 만 마셔도 살이 찐다'라고 하는데 물로 인해 비만이 되는 일은 절대 없다. 그러나 적은 칼로리로 살이 찌는 사람은 있다. 반대로 '대식가인데 마른 사람'도 있다.

이것은 유전적 체질 문제라고 생각되며 호르몬 분비가 다르다고도 생각되나 자세한 것은 밝혀지지 않고 있다.

미국 사회에서는 뚱뚱한 사람은 사장이 될 수 없다라는 말까지 있다.

자신의 몸도 관리하지 못하여 비만이 된 사람이 많은 사람을 관리할 수 있을리 없고 회사의 중역을 맡은 사장이 뇌졸중이나 심근경색으로 쓰러지면 회사가 곤란하다는 것이다.

비만 방지는 첫째, 둘째 엄격한 자기관리에 있다.

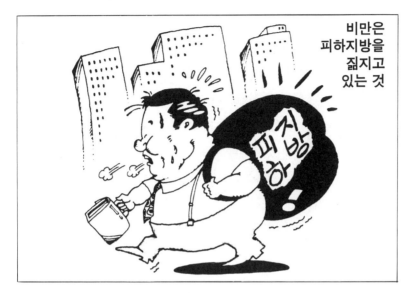

자신은 이 정도 먹으면 살이 찌지 않는다 라는 총칼로리의 적정량을 파악하여 엄수한다. 유혹에 져 지방이나 당분을 과다 섭취하거나 술을 과음하는 것은 금물이다.

체질적으로 살 찌기 쉬운 사람이 있다는 것은 분명하지만 자기 관리에 따라 비만은 방지할 수 있다.

□비만은 지방을 등에 진 생활

'살이 쪘어도 건강하면 된다. 먹고 싶은 것을 먹지 않고 생활에 활력이 있겠는가'

라는 사람이 있는데 그것은 근시안적인 사고방식이다.

비만인 사람에게 콜레스테롤이 많다는 것은 통계적으로 증명되어 있다. 머지않아 고혈압이나 동맥경화가 되는 것도 약속되어 있는 것이다.

비만인 사람은 매일 피하지방을 등에 지고 움직이고 있는 것과 같으므로 그것만으로 심장에 부담이 되고 심장병이 될 확률도 높다.

□운동으로 에너지를 남기지 않는다

비만하지 않기 위해서 칼로리를 낮추는 것은 좋지만 그를 위해 활력이 없어 움직일 수 없는 것은 옳지 않다.

전신의 근육도 쇠약해져 버린다. 먹은 양만큼의 칼로리를 그날 중으로 소비해 버리면 비만이 되지 않으므로 적당한 운동을 하며 맛있는 식사를 하자.

운동에 의한 예방

사람의 일생은 음식물을 에너지원으로 섭취하여 그것을 소비하는 것의 반복이라는 면이 있다.

음식물 쪽은 경제 성장에 따라 풍요로워 진데 비해 에너지를 소비하는 쪽은 생활의 합리화와 차 여러 가지 도로의 개발에 의해 충분치 못한 사람이 늘고 있다.

그러므로 적극적으로 에너지를 소비하는 운동이 필요한데 여기에서는 운동이 고혈압에 미치는 효과와 적절한 운동에 대해 살펴 보겠다.

운동의 효과

□적당한 운동을 명심하자

운동을 하는 것은 근육에 다량의 산소와 당분을 필요로 함으로 심장으로부터 대량의 혈액을 보내야 한다. 심장의 부담이 커지고 혈압도 크게 상승한다.

게다가 운동에 의한 혈압 상승은 일시적인 것으로 운동을 그만두면 원상태로 돌아간다. 고혈압에 있어서 걱정이 되는 것은 고혈압 상태가 계속된다는 것이다. 이미 고혈압 상태가 계속되고 있는 사람에게는 운동을 권할 수 없으나 그렇지 않은 경우는 일시적인 혈압 상승을 두려워 말고 적당한 운동을 해야한다.

적당한 것이란 사람에 따라 제각기 다르지만 가볍게 땀이 나는 정도라고 생각한 운동을 멈추었을 때 심하게 숨이 가쁘거나 다음날 피로가 남는다면 적당한 운동이라고 할 수 없다.

운동은 계속하는 것이 중요한데 그렇다고 해서 의무적으로 무리하게 하는 것은 바람직하지 않다. 즐겁게 운동 후 충실감이 드는 운동을 한다.

□비만인 사람은 반드시 운동을

운동의 효과로서 가장 큰 것은 감량 또는 체중 현상 유지이다.

식사 항에서 이야기 했듯이 소비하는 칼로리를 웃도는 칼로리를 섭취하면 웃도는 칼로리만큼 살이 찌는 것이다. 여분의 칼로리를 운동에 의해 소비하면 비만은 피할 수 있다.

이미 비만인 사람은 섭취하는 칼로리를 약간 웃도는 정도의 운동을 계속하면 피하지방을 분해하여 운동 에너지로서 사용함으로 조금씩 살이 빠져간다.

곤란한 것은 비만인 사람 중 대부분은 일반인보다도 운동을 싫어한다는 점이다.

일상생활에서의 에너지 소비량 (남녀 20~29세 : 기산치)

생활활동 / 운동의 구분	생활활동 / 운동 시간과 에너지 소비량			
	10분	20분	30분	60분
느린 보행(쇼핑 · 산책)			80	160
보통 보행(통근 · 쇼핑)			100	200
빠른 보행(통근 · 쇼핑)			140	270
계단 오르내리기	60	120		
TV 체조	30	60		
줄넘기	100	200		
가벼운 댄스			120	240
에어로빅 · 재즈댄스			150	300
게이트 볼				190
발리 볼			120	240
테니스				420
배드민턴			210	420
탁구			170	340
조깅(120m / 분)		140	210	420
조깅(160m / 분)		200	300	600
조깅(200m / 분)		260	390	780
수영(느리게)			180	360
수영(빠르게)			330	660

게다가 비만인 사람은 먹는 것을 좋아하고 식사의 양도 많아 점점 더 비만이 되는 악순환에 빠져 버린다. 뚱뚱한 사람 중에는 자주 '마른 소크라테스보다 뚱뚱한 돼지가 좋다'라며 충고를 듣지 않는 미식가가 있다.

그러나 비만인 사람에게 무리하여 운동을 하라는 것이 아니다. 이미 비만인 사람은 다분히 혈압도 높을 것이므로 헉헉 숨을 몰아 쉴 정도의 운동은 위험하다.

즉, 소비하는 칼로리가 섭취하는 칼로리를 약간 웃돌도록 하면 좋다는 말이므로 처음에는 운동이라고 할 수 없는 정도의 산책 등에 시간을 할애하도록 하자.

□갑작스러운 감량은 위험

감량을 맹세하고 절식하거나 그에 가까운 정도의 식사 제한은 위험하다.

공복감 때문에 수면을 취하기 어렵기도 하고 정신적으로 자신을 억제하기 힘들어 지기도 한다. 그리고 어느날 냉장고를 비워버릴 정도로 마구 먹어 치우게 된다.

이렇게 되면 맹세를 깬 자신을 혐오하게 되며 심한 경우 노이로제 상태에 빠져 버린다. 생리적으로 식사가 목구멍을 통과하지 않게 되는 거식증(拒食症)이나 배가 가득 찰 정도로 먹지 않으면 만족할 수 없는 과식증(過食症)에 걸린다.

고혈압과는 관련이 없는, 살이 찌지도 않은 아가씨가 살을 빼고 싶다는 욕망 때문에 그런 병에 걸렸다는 보고가 최근에는 많아지고 있다. 젊은 여성이 식사량을 줄여 살을 빼는 것은 빈혈이나 저혈압의 원인도 되고 호르몬 분비도 흐트러져 생리도 멈출 수 있다.

장래, 어머니가 될 여성의 몸은 건강해야 한다. 주의하기 바란다.

감량을 식사 제한으로만 꾀하는 것은 옳지 않으며 밸런스 잡힌 식사를 배의 8할 가량하면서 적당한 운동을 병행하는 것이 바람직하다.

□운동으로 스트레스 해소를

운동의 효과로서 고혈압의 원인 중 하나이기도 한 정신적 스트레스 해소도 놓칠 수 없다.

장시간에 걸쳐 사무적인 일을 하거나 복잡한 인간관계 등 현대인은 스트레스가 쌓이기 쉬운 생활을 하고 있다. 신경을 긴장시켜 혈관을 팽팽하게 만드는 것은 고혈압의 원인이다.

그런 사람들에게 있어서 적당한 운동은 스트레스 해소에 큰 도움이 된다.

몸을 움직이는 것이나 게임의 재미에 의해 일시적으로 신경이 긴장상태에서 해방된다.

혈압의 흐름이 좋아짐으로 내장 활동도 활발해지고 근육 긴장도 풀려 어깨 결림도 없어진다.

기분 좋은 육체적 피로에 의해 수면도 충분히 취할 수 있으므로 여기에서도 신경이 쉬어 스트레스 해소 효과가 있다.

어떤 운동이 스트레스 해소에 적합한가는 사람에 따라 다름으로 일괄적으로 말할 수는 없으나 고독한 조깅 보다는 여러 사람과 대화를 즐기면서 게임적으로 하는 스포츠가 적합할 것이라고 생각한다.

단, 즐겁게 몸을 움직이는 것이 목적이므로 너무 승부에 얽매이는 운동은 하지 않는 편이 좋을 것이다. 자주 스포츠에 열중한 나머지 승부에 집착하여 게임 뒷맛이 나빠지는 경우를 볼 수 있는데 그렇게 되면 스트레스 해소를 위해 시작한 운동이 아무런 의미도 없게 된다.

승리 축하로 과음을 하거나 진 기분에 열을 내면 결국은 혈압이 올라가 버린다.

몸에 무리 없을 정도로 즐거운 정신을 잊지 않는다.

동맥경화 예방에 적합한 운동

어떤 운동이 적합한가는 개인의 체력이나 혈압 상태 등을 고려해야 함으로 이것이 제일이다 라고는 말 할 수 없다.

일반적으로 가벼운 스포츠의 장점, 단점을 살펴보자.

□조깅은 즐겁게

스포츠의 기본은 발이고 노화는 발에서부터 시작된다고 할 정도이며

동맥경화 예방을 위한 스포츠

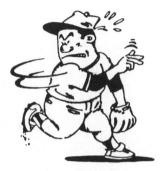

야구…서툴러도 좋다

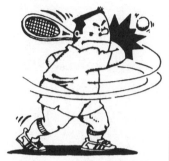

테니스…가벼운 스트로크로

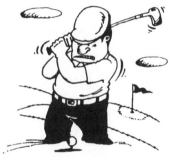

골프…게임을 즐긴다

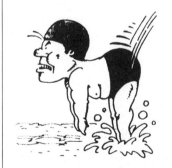

※ 수영은 적합치 않다.
할 때는 충분한 준비체조를

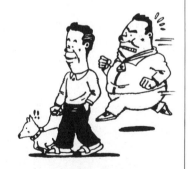

산책…시간을 들여 천천히
죠깅…무리하지 말고 마이 페이스

조깅으로 몸을 단련하는 사람이 많아지고 있다.

상대도 필요없고 설비도 도구도 필요없고 마이 페이스로 자신의 체력에 따라 몸을 움직인다는 점에서 조깅은 좋은 운동이다.

자신에게 맞는 속도로 원하는 만큼의 거리를 달리는 것은 좋지만 마이 페이스를 지킬 수 있는 반면 고독한 운동이므로 즐겁게 몸을 움직인다는 점에서는 다소 떨어진다.

가능하면 상대를 만들어 둘이서 조깅하는 것이 좋을 것이다. 둘이 달리면서 이야기를 나눌 수 있는 정도 또는 숨이 약간 가쁜 정도가 바람직하다고 할 수 있다. 매일 반드시 몇 킬로 달린다 라고 정하지 말고 주위 풍경도 즐기면서 계속하는 것이 좋다.

그러나 몸 컨드션이 나쁜 날이나 겨울 추운 날씨에는 중지해야 한다.

추위는 혈관을 수축시켜 혈압을 올리므로 그런 날 무리하는 것은 위험하다. 이미 고혈압인 사람에게는 조깅은 심한 운동이다. 시간을 들여 산책을 하는 편이 좋을 것이다.

□수영은 부적합

최근에는 동네나 클럽의 풀이 증가하여 수영도 손쉽게 할 수 있는 스포츠가 되었으나 혈압이 높은 사람에게는 적합한 운동이라고 할 수 없다.

수영은 손발은 물론이고 배근, 박근 등 전신을 사용하는 운동으로 의외로 운동량이 많은 스포츠이다.

게다가 기온과 수온, 체온과 수온 등 온도 차가 크면 혈압에 급격한 변화를 주게 되어 심장에 악영향을 미친다.

따라서 수영은 젊은 사람의 체력 향상에는 적합한 운동이지만 동맥경화증 환자는 피하는 편이 좋을 것이다.

수영을 할 경우에는 충분한 준비 운동을 한 뒤 천천히 헤엄치도록 한다.

□테니스는 가벼운 스트로크 정도

테니스는 즐거운 스포츠이지만 게임으로서 승부를 겨루는 것은 권할 만한 것이 못된다.

코트를 이리저리 달리며 급격하게 라켓을 흔드는 동작은 상상 이상으로 에너지를 소모하고 멘탈한 면도 있으므로 심장이나 뇌 혈관에 큰 힘이 가해진다.

동맥경화인 사람은 잘 치는 상대와 스트로크(stroke)을 즐기는 정도로 하고 게임 에는 참가하지 않는 편이 좋다.

□야구는 서툴러도 좋다

야구나 소프트볼도 본격적인 게임이 되면 순발력이 필요하고 운동량도 많아지는 격렬한 스포츠이다. 게다가 승패나 플레이에 집착하게 되면 좋지 않다.

삼진을 당하든 에러를 범하든 모두 즐길 수 있는 동네 야구 정도가 스트레스 해소도 되고 적당하다. 잘 하려고 맹연습을 해서는 안 된다.

□골프는 적당한 운동량

피로에는 골프가 대유행으로 골프 인구도 증가하고 있다.

각지 산림이 파헤쳐지고 있는 것은 바람직하지 못하지만 골프는 적당한 운동량의 스포츠라고 할 수 있을 것이다.

따뜻하고 날씨가 좋은 날 신선한 공기를 마시면서 코스에서 플레이하는 것은 즐거운 일이다. 걷는 양도 많고 비만 방지에는 최적이다.

난점은 상대가 있어서 스코어에 신경을 쓰게 되면 피곤해도 도중에서 그만둘 수 없다는 점이다.

게다가 스윙 때에는 상당한 순발력이 필요함으로 심장이 나쁜 사람이나 동맥경화를 일으키는 사람은 그만두는 편이 좋다.

최근 골프를 하는 도중에 심근경색을 일으키는 사람을 자주 본다. 정신 집중을 할 때 쓰러지는 사람이 많다. 너무 스코어에 신경 쓰지 말고 즐기는 것을 우선으로 한다.

또 날씨가 나쁜 날이나 기온이 낮은 날도 중지해야 한다. 프로가 아님으로 무리해서 골프를 칠 필요는 없다.

□산책

산책은 건강한 사람에게 있어서는 운동이라고도 할 수 없지만 동맥경화 환자나 노인에게 있어서는 최적의 운동이다. 또 치매 예방도 된다.

날씨가 좋은 날 1시간이나 2시간 정도 가까운 곳을 느긋하게 걷는 것은 발목 쇠약을 막는 동시에 기분도 상쾌하여 신경을 안정시키는 데 도움이 된다.

장수하는 사람은 다리가 튼튼하다고 하며 젊어서부터 잘 걷는다고 한다. 다리의 쇠약은 노화의 척도인 것이다.

건강한 성인은 1분 간에 90~100보 정도 걷는다. 1시간에 6000보 2시간에 만보 이상이 된다.

하루어 1만보 걸으면 다른 운동은 필요 없다고 말하는 사람도 있다.

그렇게까지는 아니더라도 비만 방지를 위해 노인은 노화 방지를 위해 열심히 걷는 양을 늘리는 것이 좋다.

일상 생활에서의 동맥경화 예방

사람의 생활에는 여러 가지로 식생활 비만, 운동 부족 외에도 동맥경화를 만드는 요인이 많이 있다.

스트레스를 쌓이게 하지 않는 생활

사람이 살아 가면서 스트레스가 전혀 없는 생활이란 생각할 수 없다. 누구나 일, 인간관계 또는 가정 생활중에 고민이나 불평, 불만을 많든 적든 갖게 된다.

그런 것이 신경을 날카롭게 만들고 스트레스가 되어 쌓이고 그 결과 혈압이 올라간다.

신경이 긴장 상태를 풀지 못하게 되어 고혈압 상태가 지속되는 것이다.

스트레스가 쌓이지 않는 생활에 대해 생각해 보자.

□스트레스를 크게 만들지 않는다

'나는 작은 일에는 신경 쓰지 않는 성격이라서…….'

라고 자랑처럼 말하는 사람이 있으나 이것은 그렇게 좋은 것은 아니다. 당사자는 작은 것에 신경을 쓰지 않는다고 생각하고 있어도 타인이 보기에는 무신경하고 주위 사람들을 괴롭게 만들고 있을 지도 모른다.

오히려 작은 것에도 충분히 주의를 기울여 타인과의 사이에 문제를

일으키지 않도록 해야한다. 일에 관해서도 미리 잘 단속을 하고 문제가
일어나지 않도록 한다.

그래도 오해나 잘못된 행동으로 트러블이 일어나게 되면 재빨리 처리
하는 것이 현명하다.

고민, 불평, 불만 등은 작은 싹일 때 없애 스트레스를 크게 만들지
않는 것이다.

충분한 배려와 신속하고 정확한 처리가 안정된 정신 생활을 만들어
준다.

□충분한 수면을 취한다

사람은 음식물이 없어도 물만 있으면 상당한 날을 살아갈 수 있다.
그러나 수면을 전혀 취하지 않는 상태에서는 3일을 버틸 수 없다고 한
다.

수면은 육체적 노동을 해소할 뿐만 아니라 정신적 피로도 해소시켜
준다.

충분한 수면이 신경 안정을 가져온다. 동맥경화인 사람은 적어도 1
일 8시간의 수면은 필요하다.

건강한 사람이라도 철야 또는 반철야의 일이나 도박 등을 하면 일시적
인 고혈압에서 지속적인 고혈압 상태가 되어 버린다.

또 충분한 수면을 취하는 생활을, 즉 규칙적인 생활로 이어진다.

규칙적인 생활을 하고 충분한 수면을 취해 스트레스를 해소하기 바란
다.

□운동으로 스트레스를 해소한다

운동이 스트레스 해소에 도움이 된다는 것은 이미 이야기했다.

각자의 기호와 체력에 맞는 운동을 즐겁게 행하는 것도 육체적 단련도 되고 비만을 방지, 스트레스 해소도 되어서 좋다.

동맥경화인 사람도 의사가 허가하는 범위의 운동에 의해 몸을 움직여 평안한 정신상태를 유지하도록 한다.

□흥분 없는 생활을 한다

스트레스와는 조금 다르지만 도박이나 승부로 흥분 상태를 초래하는 것도 좋지 않다.

경마, 화투 등의 도박이나 프로 레슬링, 럭비 등의 격렬한 스포츠 관전으로 일희일비하는 것은 혈압을 크게 올린다.

일찍이 역도산이 나오는 프로 레슬링을 보다가 흥분한 나머지 뇌출혈을 일으킨 노인이 있다는 이야기가 신문에 실린 적이 있었다.

동맥경화인 사람에게 있어서 흥분은 위험하다. 흥분할 만한 상태는 가능한 피하고 평온한 생활을 명심해야 한다.

□때로는 다시 생각하는 정신도 필요

아무리 신경을 써서 나쁜 사태를 피하려고 노력해도 마주치게 되는 고민이 있다. 그럴 때는 다시 생각해 보면 의외로 산뜻한 기분이 될 수 있다.

말로 가능한 수단을 다 동원한 뒤에 할 일이지만 당면한 고민이 진정으로 중대한 일이고 생명에 관계될 정도로 중대한 일인지 다시 생각해 보는 것이다.

인생의 여정에서 생명에 관계될 정도의 중대한 일은 드물며 고민하던 일이 대수롭지 않게 여겨진다.

마음이 편해지면 새로운 방안이 생각 나기도 하고 눈 깜짝할 사이에

스트레스를 쌓지 않기 위해서

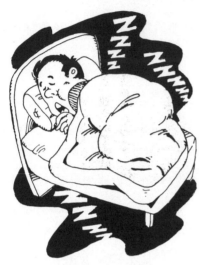

충분한 수면을 취한다.

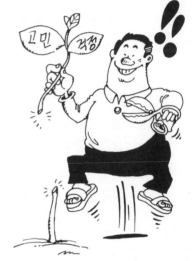

고민, 걱정을 크게 만들지 않는다.

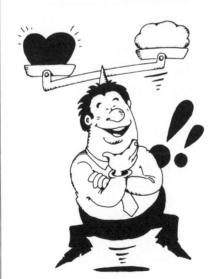

때로는 다시 생각할 필요도 있다.

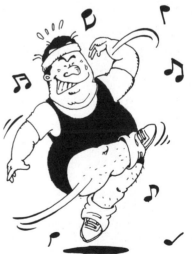

적당한 운동을 한다.

사태가 해결되기도 한다.

앞에서 이야기했듯이 스트레스 없는 생활이란 있을 수 없지만 작은 노력이나 마음가짐에 의해 최대한 평안하고 정신 생활을 누리도록 해보자.

온도차가 적은 생활을 하자

□한기에 오랫동안 몸을 노출시키지 않는다

추위는 동맥경화의 적이다.

추위 속에 몸을 내 놓는 것은 체온을 빼앗겨 생명의 위협으로까지 이어질 수 있다. 추위는 교감 신경을 긴장 상태로 만들고 혈관을 수축시켜 혈압을 올라가게 한다. 혈액 흐름을 좋게하여 체온 저하를 막도록 해야한다.

최근에는 건축 자재 개선이나 난방기구의 보급으로 집안까지 추운 일은 없어졌으나 스포츠 관전 등 겨울에 장시간 외기를 받게 될 때는 한기에 대한 대책을 충분히 생각해야 한다.

□갑작스러운 한기에는 주의가 필요

레스토랑에서 식사를 한 뒤나 요리점에서 술을 마신 뒤 등 따뜻한 방에서 냉혹한 밖으로 나갈 때는 주의해야 한다.

갑작스러운 한기 때문에 뇌졸중이나 협심증, 심근경색 등의 발작을 일으키는 경우가 많은 것이다.

혈관이 급격하게 수축하기 때문이다.

이럴 때는 밖에 나가기 전에 의복을 잘 갖춰입고 마음가짐도 추위에

96

대한 각오를 다진 뒤 나가야 한다.

특히 술을 마신 뒤에는 혈관의 흐름이 좋아지므로 갑자기 혈관이 수축하면 단숨에 혈압이 상승된다.

충분히 주의하자.

□목욕은 공기를 따뜻히 한 뒤

목욕 중에 뇌졸중이나 심장 발작을 일으켰다는 이야기도 자주 듣는다.

이것도 목욕 그 자체가 위험한 것이 아니고 오히려 탕의 온도와 바깥의 온도 차가 지나치게 클 경우에 발작을 일으킨다고 생각해야 한다.

물론 술을 마신 뒤의 목욕은 위험함으로 삼가해야 한다.

최초에 옷을 벗었을 때나 욕조에서 나왔을 때의 온도 차이를 적게하기 위해 욕실이나 탈의장을 따뜻하게 해 놓는다.

우리나라 사람은 일반적으로 따끈한 탕을 좋아하여 40~42°의 탕을 즐긴다. 이것이 바깥과의 온도차를 보다 크게 만드는 것 같다.

유럽인들은 대부분 38° 정도의 탕에 천천히 목욕을 한다. 시간을 들이면 38°라도 충분히 몸을 덥힐 수 있고, 그동안 천천히 목욕을 함으로 오히려 혈압이 높은 사람에게는 적합하다고 할 수 있다.

□피부를 단련하여 추위에 강한 몸을 만든다

아무리 추위를 막기 위해서라도 옷을 잔뜩 끼어 입고 외출하는 것은 움직임도 둔하고 건강을 위해 좋지 않다.

그러므로 피부를 단련하고 추위에 강한 몸을 만드는 것도 혈압의 급격한 변화를 막는 하나의 방법이다.

옛부터 행해지고 있는 건포마찰이나 냉수마찰이 그것이다.

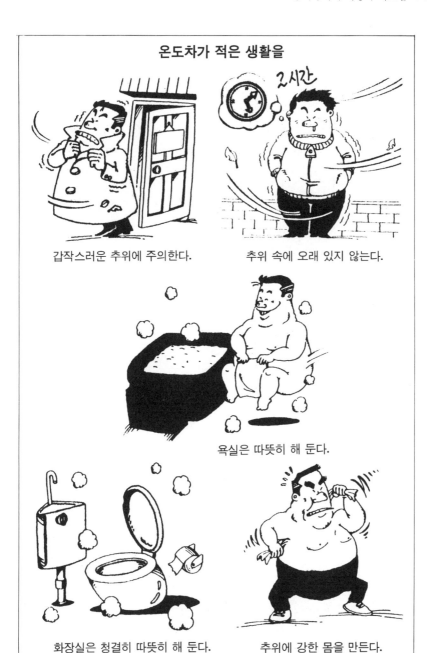

온도차가 적은 생활을

갑작스러운 추위에 주의한다.

추위 속에 오래 있지 않는다.

욕실은 따뜻히 해 둔다.

화장실은 청결히 따뜻히 해 둔다.

추위에 강한 몸을 만든다.

마른 타올이나 수건으로 몸을 비비는 것이 건포마찰, 젖은 타올이나 수건을 사용하면 냉수마찰이다. 몸이 붉어질 정도로 강한 힘으로 비빈다.

비비는 방법은 손, 가슴 등 다리의 순으로 심장을 향해 전신을 비빈다 혈행을 좋게하여 말초 혈관을 넓히는 것이다.

보통은 아침에 일어나 곧 힘차게 문밖으로 나가 실시한다. 피부 단련과 잠자코 있던 신경을 깨우는 효과가 있고 감기에도 강해 진다.

동맥경화인 사람은 겨울에 무리하게 추운 밖으로 나가지 말고 실내에서 실시하고 냉수마찰이 아닌 건포마찰로 하기 바란다.

또 겨울이 된 뒤 갑자기 시작하는 것도 좋지 않다. 여름에 일광이 닿는 곳을 신경 써서 평소부터 매일 꾸준히 계속하여 겨울 추위에 지지 않는 몸으로 만들어야 한다.

□화장실은 따뜻하게

화장실에서의 뇌졸중이나 심장 발작도 자주 듣는다.

그 원인으로서는 두 가지를 생각할 수 있다.

하나는 배변 때 힘을 주어 혈압이 올라가는 것이다. 변비 때는 특히 힘이 들어감으로 위험하다. 섬유질이 많은 식품을 많이 먹어 매일 대변을 볼 수 있도록 해야한다.

변기도 재래식보다 양변기 쪽이 힘을 덜 사용하게 된다.

또 한 가지 원인은 예전에는 우리 화장실이 추운 장소에 있었기 때문이다.

'불결'한 것이라고 여겨지던 화장실은 집에서 가장 구석의 추운 곳이나 문 밖에 있었다.

변이 배에 쌓여 있을 때는 이미 혈압이 올라간다. 그때 추운 장소에서

엉덩이를 내 놓으면 더욱 혈압이 올라가 위험하다.

최근에는 수세식 화장실도 보급되었고 불결함도 적어졌으며 화장실용 난방기구도 판매되고 있다.

배변은 건강을 유지하기 위한 매일 있는 중요한 작업임으로 동맥경화 환자가 있는 가정에서는 화장실은 꼭 따뜻히 유지하기 바란다.

그 외의 주의사항

□금연을 실행

담배의 해라고 하면 폐암이 금방 떠오르지만 협심증, 심근경색 발작을 일으키는 원인도 된다.

담배는 당사자 뿐만 아니라 주위 사람에게도 해를 끼친다. 꼭 금연을 실행하기 바란다.

□야간 커피,홍차는 삼가한다

커피나 홍차는 고혈압이나 동맥경화와 직접적인 관계는 없으나 함유되어 있는 카페인이 대뇌를 흥분시킴으로 야간 수면부족의 원인이 된다. 가능하면 오후 3시 이후에는 삼가하는 편이 좋을 것이다.

□부부 생활을 무리하지 말고

부부생활에 있어서 여성에게는 걱정 없다.

남성은 복상사라는 말이 있으나 대부분은 심근경색에 의한 발작 때문이다.

술을 마신 날은 피한다. 식후와 목욕 후에는 1시간 이후로 한다. 방은

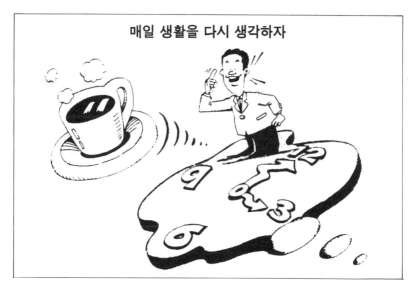

매일 생활을 다시 생각하자

따뜻하게 한다.

　이들에 주의하고 되도록 무리하지 않으면 동맥경화인 사람이라도 그다지 걱정할 것은 없다.

□여행은 무리하지 말고 좋은 계절에

　여행은 확실히 스트레스의 해소에 도움이 되지만, 무리한 일정을 계획하여 피로감이 쌓이지 않도록 해야 한다. 가능한 한 사람의 혼잡함을 피하여 지나치지 않도록 여행하는 지혜가 필요하다.

　기후에 대해서도 엄동설한이나 너무 찌는 듯한 무더위는 피하는 것이 좋다. 최근에는 해외여행도 활발하게 이루어지고 있으므로 너무 무리하지 않는 범위 내에서 좋은 계절을 선택하여 스트레스를 해소하는 방향으로 즐거운 여행이되도록 하는 것이 좋을 것이다.

제 3 장

동맥경화의 치료

검사와 치료법

동맥경화인 사람이 그 최초의 선고를 듣는 것은 집단검사에 의한 경우가 많은 것 같다.

그러나 집단 검사 때의 측정은 앞에서도 말했듯이 반드시 좋은 상태에서 행해진다고는 할 수 없다. 그날의 컨디션에 따라 다르기도 하고 일로 고민하는 있을 때는 곧 혈압에 영향이 미친다.

그러므로 혈압 수치가 높을 때는 확인을 위해 몇 가지 검사가 더 필요하게 된다.

그 검사 결과 드디어 치료에 들어가게 되는 것인데 그것은 결과에 따라 치료 정도를 정하고 치료법을 정한다.

치료는 식생활이나 일상생활을 개선하는 일반요법과 약에 의해 혈압을 내리는 약물 요법이 병용된다.

'동맥경화의 치료'라고 해도 동맥경화가 된 사람이 완전히 그 상태를 벗어날 수 있는 경우는 매우 드물다.

치료란 혈압이 낮은 상태를 가능한 오래 유지하도록 하는 것이다.

고혈압 검사

혈압 측정에 의해 고혈압이라고 판정되면 검사를 더 받아야 한다.

고혈압의 정도가 어느 정도인지 뭔가 다른 병에 의해 고혈압이 된 것은 아닌지 등을 판정하기 위해서이다.

그 결과에 근거를 두고 치료법을 선택하고 일상생활에서와 안정 정도를 정한다.

검사는 안저검사, 뇨 검사, 혈액 검사, X선 검사 등이다.

□안저(眼底) 검사로 고혈압이나 동맥경화의 정도를 안다

안저검사는 고혈압의 정도를 아는 중요한 검사이다. 안구 속의 망막에 분포되어 있는 세동맥의 상태를 검안 경으로 직접 보기도 하고 안저 카메라로 촬영하여 조사한다.

안구는 뇌에 가깝고 안저 세동맥은 뇌 세동맥의 상태와 큰 차이가 없기 때문에 안저 검사에 의해 고혈압이나 동맥경화의 정도를 판별할 수 있다.

안저 검사의 결과로 고혈압에 의한 세동맥의 변화 정도를 혈관의 긴장도와 동맥경화의 정도에 따라 조합하여 Ⅰ군(경증), Ⅱ군(중등증), Ⅲ군 (중증), Ⅳ군(악성) 4가지로 분류한다.

정상군——전혀 고혈압증이 없는 사람으로 안저에 아무런 변화도 없다.

Ⅰ군(경증)——망막 세동맥이 조금 폭이 좁아져 있다. 가벼운 동맥경화를 인정할 수 있을 때도 있다. 단백뇨가 나오는 경우도 있으나 대체로 정상. 경도의 고혈압으로 안정을 취하면 정상 혈압으로 돌간다.

Ⅱ군(중등증)——세동맥에 다소 동맥경화가 일어나고 있으나 안저 출혈 등은 없다. 경도의 단백뇨가 나오고 소량의 적혈구가 섞여 있다. 안정을 취하면 혈압이 내려가는 경우와 내려가지 않는 경우가 있다.

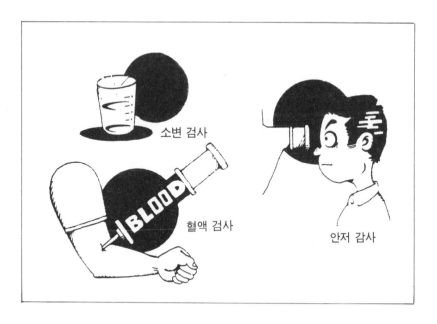

소변 검사

혈액 검사

안저 감사

Ⅲ군(중증)——안저 세동맥에 분명한 동맥경화가 인정되고 출혈이나 출혈이 흡수된 흔적의 백반이 있다. 뇨에는 단백이나 적혈구가 쌓여 있다. 안정하며 강압제를 복용해도 혈압을 내리기 힘들다. 최고 혈압 219~185m 최저 혈압 119~105m(참조치).

Ⅳ군(악성)——상기 소견에 덧붙여 안저에 유두 부종이라는 것이 보인다(단백뇨성 망막증 증상) 이것만으로 악성 고혈압이라고 판정 할 수도 있으나 더욱 선명하게는 단백뇨와 혈뇨의 상태를 볼 수 있다. 절대 안정을 취하고 치료를 받을 필요가 있다. 최고 혈압 220m 이상 최저 혈압 120m 이상(참조치).

□소변 검사로 신장 기능을 알 수 있다

안저 검사의 Ⅰ—Ⅳ군의 분류에서 소변의 상태에 대한 기록도 했으나 소변을 만드는 신장과 혈압과의 관계는 밀접하다.

신장에 장애가 있으면 혈압이 올라간다. 반대로 신장이 나쁘지 않아도 고혈압 상태가 오래 지속되면 신장에 장애가 일어나고 그 장애가 또 혈압을 높인다.

이와 같이 혈압과 신장은 뗄래야 뗄 수 없는 관계에 있는 것이다.

소변 검사에서는 본래 소변에 함유되어 있어서는 안 되는 단백질, 당, 적막혈로 원주 등의 여부나 비중이 어떤지를 조사한다.

수치에 대해서는 전문적이 되므로 생략하겠지만 혈압과 신장의 장애는 깊은 관계가 있다는 것을 알아 두기 바란다.

□혈액 검사로 동맥경화를 안다

혈액검사로는 우선 콜레스테롤이나 중성 지방이라는 혈액중의 지방량을 조사한다. 혈액중의 콜레스테롤은 혈관벽에 침착하여 혈압을 올릴 뿐만 아니라 혈관 내벽을 손상시켜 동맥경화를 더욱 촉진시켜 버린다. 중성지방은 동맥경화를 촉진시키는 동시에 비만체를 만든다.

혈액중의 콜레스테롤 양을 아는 것은 동맥경화가 앞으로 어떤 진행을 보일지 아는 지표가 되고 그 뒤 식이요법의 방침을 세우는데 자료가 된다.

또 혈액중 당분의 양(혈당치)을 조사하는 것도 중요하다. 당뇨병이 되어 있는지 어떤지를 알기 위해서이다.

당뇨병은 혈액중에 필요 이상으로 당분이 포함되어 있는 병인데 당뇨병인 사람은 쉽게 그 때문에 당뇨병과 고혈압이 동시에 일어난다.

혈액 검사는 그외 여러 가지 병을 알 수 있는 단서가 되는 중요한 검사이다.

□X선 검사로 심장 비대를 알 수 있다

X선 검사는 흉부를 촬영하는 것으로 심장 확장 상태를 알 수 있다. 심장 확장은 고혈압 원인의 하나이며 반대로 심장이 확대되어 있다는 것은 이전부터 고혈압 증상이 일어나고 있었다는 것을 나타내 주는 것이다.

□CT나 에코로 심장이나 혈관 이상을 알 수 있다

CT(computor tomography)은 컴퓨터를 사용하여 몸의 단면 영상을 찍는 장치이다. 일반적인 X선 촬영 영상으로는 평면 촬영만 됨으로 겹쳐진 부분의 판정이 곤란한데 CT에서는 횡단면(몸의 고리 모양으로 자른 상태의 그림)이 촬영됨으로 그것을 연속시키면 몸의 내부를 입체적으로 파악할 수 있다.

CT의 개발에 의해 심장 등의 장기 이상은 물론이고 뇌 혈관 이상 부분까지 자세하게 알 수 있게 되었다.

혈압 검사와 검사 내용

문진	수진 목적, 가족 병력(특히 고혈압, 뇌졸중 유무) 기존 병력(특히 신장 질환에 대해) 일반증상
일반 진찰	신체 측정(신장 · 체중 비만도 표중체중)
안과 검사	안내압, 안저 검사
소변 검사	단백질, 당, 적 · 백혈구, 원주 매 등
혈액 검사	콜레스테롤, 중성지방, 혈당치, 적혈구수, 백혈구, 당과 분류, 크레아티닌, 혈소판수, 혈침, 요산, 칼륨, 칼슘, 나트륨 등
CT	장기 횡면도 촬영 뇌혈관의 세부 촬영 등
순환기계 검사	혈압측정, 심전도, 흉악 X선 촬영

또 최근에는 초음파 검사법(에코)으로 많이 이용되고 있어 심장의 움직임이나 혈액의 흐름막의 상태 등을 직접 볼 수 있게 되었다.

CT나 에코는 뇌출혈이나 뇌경색, 심장병 등 긴급 상황 판정에 없어서는 안될 것이다.

일반요법과 약물요법으로 효과

□일반요법이 혈압을 내리는 주역

일반요법이란 약물에 의존하지 않는 치료법인데 식생활 개선 비만 방지 스트레스 해소 등 일상 생활 중에 혈압을 높이는 요인을 없애는 것이다.

다시 한 번 요약하면 다음과 같다.

① 식염을 줄인다=동맥경화 예방

② 지방(특히 동물성 지방)을 줄인다=동맥경화 방지, 비만 방지

③ 당분을 줄인다=비만 방지, 당뇨병 방지

④ 총칼로리 억제=비만 방지, 고혈압 방지, 당뇨병 방지

⑤ 적당한 운동=비만 방지, 스트레스의 해소

⑥ 스트레스 해소=고혈압 방지

식생활을 중심으로 주의하면서 여기에 덧붙여서 약물 치료를 하는 것이다.

'병은 약으로 고치는 것. 약만 먹으면 안심이다'라고 말하는 사람이 있으나 동맥경화 치료에 있어서는 약만으로는 효과가 없다.

평생 강압제를 복용해도 변함없이 짠 음식을 먹고, 술 마시고, 불규칙

한 생활로 스트레스를 쌓아가면 약의 효과는 반감되어 버린다.

가벼운 증상일 때는 강압제를 사용하지 않아도 식생활 개선 등 일반요법만으로도 혈압은 내려간다. 스트레스가 없어지는 것 만으로도 혈압이 내려가는 사람도 있다.

일반요법을 실시하면서 강압제를 계속 복용하고 일반요법이 완전히 일상 생활이 된 시점에서 약을 끊어도 혈압이 올라가지 않는 사람도 있다.

동맥경화 치료에 있어서 주역은 약이 아니고 일반요법이라고 생각하기 바란다.

□운동요법은 체력에 맞게

일반요법으로 식사요법과 함께 유력한 것이 운동요법이다.

운동을 하는 것은 체력 유지, 비만 방지, 스트레스 해소 외에 혈압을 내리는 효과도 있다.

단 어느날 갑자기 운동을 한다고 해서 다음날 금방 혈압이 내려가는 것은 아니다. 하루 60분 정도의 운동을 10주 정도 계속하면 효과가 나타난다고 한다.

운동은 꼭 격렬한 것이 아니더라도 상관없으며 산책에 의한 보행, 게이트볼, 켓치볼 정도의 가벼운 운동이라도 지속하는 것이 중요하다.

두통, 현기증, 피로감, 구토증, 호흡곤란, 흉통 등의 증상이 조금이라도 있으면 운동은 곧 중지해야 한다. 무리는 금물이다.

요컨대 체력에 맞는 운동을 하는 것인데 운동에 대해서는 반드시 의사와 상의한다.

□끈기있는 신약 개발

강압제의 발달이 왕성하게 된 것은 30년 정도 전부터이다. 계속해서 새로운 약이 개발되어 효과를 올리고 있다.

예를 들어 사망률이 높았던 악성 고혈압은 1950년 시점에서는 1년이내에 80% 5년 이내에 97%가 사망했으나 1958년 1년 이내가 44% 5년이내에는 77%로 감소했고 현재는 거의 100%가 5년간 생존할 수 있을 정도가 되었다.

이와 같이 신약 효과는 현저하게 좋아지고 있으나 이 또한 일반 요법에서 철저를 기하는 생활 관리를 함께 행할 때 비로서 효과를 볼 수 있다는 것을 잊지 말기 바란다.

□ QOL과 동맥경화 치료

QOL(＝Qualty of Life)이란 '생활(또는 생명)의 질'이라는 말로 앞으로 의사가 목표로 하는 치료의 바람직한 모습이다.

일찍이 '병은 고쳤다. 그리고 환자는 죽었다'라는 통렬하게 의학을 풍자한 말이 있었다.

이것은 좀 과장된 표현이지만 예를 들어 세계적 장수국이라 해도 병들어 누운 노인이나 입원 생활을 하고 있는 노인이 많아 일상적인 사회 생활을 할 수 없다면 진정한 장수국이라고 할 수 있을지 의문이다.

동맥경화 치료에 있어서도 강력한 강압제를 사용하여 혈압이 내려간다고 해도 피로, 무기력, 불안, 우울증, 성적 불능 등의 부작용이 있으면 그전까지의 사회 생활을 계속할 수 없다. 그러므로 최근 약물요법에서도 환자의 QOL에 대한 연구가 여러 가지로 강구되고 있다.

또 뇌출혈의 후유증에 대한 리허빌리테이션(rehabilitation)도 종래에는 일상생활 동작(Activities of Daily Living＝ADL)을 스스로 할 수 있는 것이 최대 목적이었다. 즉 식사나 옷 갈아입기, 목욕 등 여러 가지 일상

생활 중의 동작을 타인의 손을 빌리지 않고 하는 것을 목적으로 삼고 있었던 것이다.

그러나 일상 동작은 가능해도 집안에서 대화도 없이 고독하게 지내는 것은 충실한 생활이라고 할 수 없다.

그런 폐해를 없애고 풍요로운 사회 생활을 계속하면서 치료를 하는 것이 앞으로의 의료가 목표로 하는 방향이다. QOL은 그를 위한 표어이다.

의학적인 수치에만 관심을 두는 것이 아니고 환자가 일상생활에 있어서 정신적으로나 육체적인 의욕과 생활성을 갖고 인생으로의 만족감을 가질 수 있도록 해야 한다.

식이요법

동맥경화를 치료하는데 있어서 식이요법은 가장 중요한, 가장 효과를 올릴 수 있는 방법이라고 할 수 있다.

식이요법을 행하지 않고 약으로만 혈압을 내리려 해도 효과는 반감되어 버린다. 비록 일시적으로 혈압이 내려갔다해도 약 복용을 중단하면 또 혈압이 원 상태로 되돌아간다.

식이요법은 일상 생활 중 끈기 있게 계속해서 실시해야 한다.

식이 요법의 기본방침

□네 가지 기본방침

식사 요법을 행할 때는 다음 네 가지를 기본 방침으로 하여 매일의 식사를 연구한다.

① 식염의 양을 제한한다.

② 총에너지를 제한한다.

③ 단백질은 충분히 보급하고 지방 당분은 제한한다.

④ 비타민, 미네랄이 많은 균형있는 식사를 한다.

모두 '식생활에 의한 예방'의 항에서 이야기 했던 것이지만 다시 한 번 확인하기 바란다.

□동맥경화의 원흉은 식염

식염이 동맥경화에 좋지 않다는 것은 몇 번이나 이야기 했다. 말하자면 식염은 동맥경화의 원흉이다. 이 식염의 양을 줄이는 것이 식이요법 최대의 포인트이다.

목표는 건강한 사람이라도 하루에 80g 이하 동맥경화인 사람은 1일 5~6g 이하로 낮춰야 한다.

일반적으로 짠 것을 피해야 할 뿐 아니라 식품 성분표를 보고 어느 식품에 어느 정도의 식염이 들어 있는지를 충분히 파악한다.

그리고 맛있는 감염식을 여러 가지로 연구하는 것이다.

식염 섭취량은 소변으로 배설되는 나트륨 량을 검사하면 알 수 있다. 어느 정도 감염식 습관이 배면 병원에 가서 검사를 받아 효과를 확인하는 것도 좋을 것이다.

□칼로리 계산을 하자

에너지 과다 섭취→비만→고혈압→동맥경화→뇌졸중·심장병으로 이어진다는 것은 이제 충분히 이해하고 있을 것이다.

에너지(=칼로리)를 줄이는 것은 식이요법의 두번째 포인트이다.

적정한 에너지 섭취량은 몸이 성장하고 운동량도 많은 사춘기 때가 가장 많고 그 후 서서히 적어진다.

20대 남자——2400, 여자——2200

30대 남자——2300, 여자——1950

40대 남자——2200, 여자——1900

50대 남자——2100, 여자——1800 (단위=킬로칼로리)

이것이 평균적 건강인이 1일 섭취하는 총칼로리의 적정량인데 정확한 것은 표준체중과 운동량으로 자신에게 맞는 칼로리 수를 산출하여 비만 방지에 노력해야 한다.

감염식을 하면서 배불리 먹지 말고 양의 8할 정도를 먹어야 한다.

여기에서도 식감성분류에 따라 하루 총칼로리를 계산할 수 있어야 한다.

탄수화물과 단백질은 1g으로 약 4Kcal, 지방은 약 9Kcal가 된다.

예를 들면 매일 먹는 밥은 덜렁하게 한 공기 풀 때 약 100g이다. 이것은 다음 페이지의 표로 계산하면 약 143Kcal에 상당한다. 탄수화물만이나 지방만으로 구성되는 식품은 적으므로 하나의 식품이라도 각 성분으로 나누어 계산할 필요가 있다. 또 '저울'로 계량해야 함으로 칼로리 계산을 하는 것은 처음에는 성가시게 여겨진다.

그러나 식품 성분표와 눈금으로 계산하는 것은 2주일 정도이다. 그 이후에는 조합은 달라도 전과 같은 요리가 반복됨으로 한 번 계산한 것을 기록해 두면 도움이 된다. 주요 식품은 부엌에 크게 붙여 두어 빨리 익히도록 한다.

가족의 건강을 위해서는 다소 귀찮더라도 부득이 하다고 생각하여 꾸준히 해나가기 바란다. 반드시 효과가 있을 것이다.

□단백질은 충분히

단백질은 보통은 에너지로서 사용할 수 없으나 인간의 몸을 만드는 것이므로 필요 불가결하다.

우리의 경우는 1일 약 70g의 단백질이 적정하다고 한다.

단백질이 많이 함유되어 있는 식품은 고기, 계란, 생선, 콩, 두부 등인데 역시 육류가 제일일 것이다.

그러나 육류는 고에너지로 콜레스테롤을 함유하고 있는 지방도 많다.그러므로 식이 요법에 있어서 육류를 일체 삼가하는 사람이 있으나 신장에 심한 장애가 없는 한 육류도 필요하다.

두부, 콩 등 식물성 단백질에 함유되어 있지 않은 아미노산이 육류에는 있는 것이다.

콜레스테롤에만 신경을 쓰다가 단백질이 부족되지 않도록 주의한다.

지방이 적은 고기를 잘 요리하여 즐거운 식이 요법을 할 수 있도록 연구해야 한다.

단백질은 1일 70g이 적당하지만 지방에 관해서는 총칼로리 20~25%로 한정하는 것이 바람직하다고 한다.

□비타민, 미네랄에도 주의를

탄수화물, 단백질, 지방의 3대 요소에 비타민, 미네랄을 포함시켜 5대 영양소라고 하듯이 식이 요법에 있어서 비타민, 미네랄에도 충분히 신경을 써야 한다.

비타민도 미네랄도 에너지는 될 수 없지만 비타민은 몸의 기능을 유지

식품 100Kcal에 함유되어 있는 영양소의 양

식품명	중량 (g)	단백질 (g)	지질 (g)	당질 (g)	식염 (mg)	칼슘 (mg)	철 (mg)	비타민 A(IU)	비타민 B(mg)	비타민 C(mg)
밥(현미)	70	2.31	0.91	21.98	0.00	2.80	0.35	0.00	0.11	0.00
밥(쌀밥)	70	1.82	0.35	22.19	0.00	1.40	0.07	0.00	0.02	0.00
식빵(시판)	40	3.36	1.52	19.20	0.52	14.40	0.40	0.00	0.02	0.00
우동(생)	40	2.72	0.52	22.80	0.60	6.00	0.20	26.00	0.03	0.00
토란(생)	80	0.96	0.16	22.96	0.00	25.60	0.40	0.00	0.08	24.00
고구마(생)	170	4.42	0.34	• 20.91	0.00	37.40	1.36	0.00	0.15	8.50
감자(생)	130	2.60	0.26	21.84	0.00	6.50	0.65	0.00	0.14	29.90
정어리(생)	70	13.09	4.83	0.07	0.28	45.50	0.49	14.00	0.08	0.70
가다랭이(생)	80	15.12	3.92	0.08	0.32	44.00	0.32	32.00	0.02	0.00
연어(생)	60	12.42	5.04	0.06	0.12	8.40	0.54	120.00	0.13	1.20
연어·자반(생)	70	16.24	3.71	0.07	5.67	21.00	0.49	0.00	0.10	0.00
꽁치(생)	40	8.24	6.48	0.04	0.08	30.00	0.52	48.00	0.00	0.80
오징어(생)	130	20.28	1.30	0.13	0.65	23.40	0.26	13.00	0.03	0.00
쇠고기	50	9.50	5.45	0.15	0.10	2.00	0.90	10.00	0.05	0.50
닭고기	40	7.88	6.60	0.04	0.00	2.80	0.28	80.00	0.02	0.40
돼지고기	40	7.12	6.64	0.16	0.04	2.00	0.44	6.80	0.37	0.80
베이컨	25	3.22	9.77	0.05	0.55	·· 1.25	0.22	5.00	0.11	8.75
로스햄	50	8.20	6.90	0.60	1.40	2.50	0.45	0.00	0.30	25.00
계란(생)	60	7.38	6.72	0.54	0.18	33.00	1.08	384.00	0.04	0.00
두부	130	8.84	6.50	1.04	0.00	156.00	1.82	0.00	0.09	0.00
양배추(생)	420	5.88	0.42	2.58	0.00	180.60	1.68	42.00	0.21	184.80
오이(생)	910	9.10	1.82	14.56	0.00	218.40	3.64	773.50	0.36	118.30
버섯(생)	290	10.44	0.29	17.40	0.00	52.20	0.87	0.00	0.11	31.90
양파(생)	290	2.90	0.29	22.04	0.00	43.50	1.16	0.00	0.11	20.30
토마토(과일)	630	4.41	0.63	20.79	0.00	56.70	1.89	1386.00	0.31	126.00
가지(생)	560	6.16	0.56	19.04	0.00	89.60	2.24	128.00	0.22	28.00
배추(생)	830	9.13	0.83	15.77	0.00	290.50	3.32	0.00	0.33	182.60
시금치(생)	400	13.20	0.80	14.40	0.00	220.00	14.80	6800.00	0.52	260.00
레터스	770	7.70	1.54	15.40	0.00	161.70	3.85	539.00	0.46	46.20
딸기(생과)	290	2.61	0.58	21.75	0.00	49.30	1.16	0.00	0.05	232.00
수박(생과)	320	2.24	0.00	25.28	0.00	19.20	0.64	672.00	0.09	19.20
바나나(생과)	120	1.32	0.12	27.12	0.00	4.80	0.36	18.00	0.04	12.00
보통 우유	170	4.93	5.44	7.65	0.17	170.00	0.17	187.00	0.05	0.00

하는데 필요하고 미네랄 특히 칼슘은 뼈와 이를 만드는 중요한 물질이다.

비타민에 대해서는 식품 성분표를 참고하여 각 비타민이 부족되지 않도록 한다. 비타민은 요리 방법에 따라 파괴되어 버리거나 녹아 버리는 경우도 있으므로 그점도 충분히 주의할 필요가 있다.

미네랄은 보통 식사를 하면 부족하지 않지만 항상 보급해야 한다.

칼슘은 몸의 기능을 유지하기 위해서도 필요하고 혈압의 관점에는 관계하고 있다. 그러므로 칼슘이 부족하면 자신의 뼈의 칼슘을 녹여 이동한다. 그런 상태가 오래 계속되면 뼈가 약해진다.

노인 특히 여성의 골절이 많은 원인의 하나가 칼슘 부족이라고 하므로 부족되지 않도록 주의한다.

또 철분은 적혈구의 헤모글로빈 성분이므로 부족하면 빈혈 상태가 된다.

밸런스 잡힌 식사를 만드는 것도 식이요법의 중요한 포인트이다.

이상 네 가지 기본 방침을 지키면서 풍부한 식생활을 유지할 수 있도록 여러 가지 연구를 하기 바란다.

다른 병과 식이요법

동맥경화 외에 다른 병을 갖고 있는 사람의 경우, 식이요법은 더욱 복잡해 진다. 병이 중하면 입원하여 특별 메뉴식을 들어야 한다.

그 정도는 아닐 경우라도 의사로부터 가정 식사에 대한 엄중한 지도가 있을 것이다. 각각 병에 대해 기본적인 것을 기록해 보겠다.

□신장병이 있을 경우

이전에는 신장병이 있는 사람은 단백질을 제한했으나 최근에는 증상이 가벼우면 표준 체중 1Kg 당 1g 정도는 괜찮다고 하고 있다.

오히려 지방을 총칼로리의 15% 정도로 줄이고 그것도 식물성으로 하는 것이 바람직하다고들 하고 있다.

그 외 하루 섭취량은 식염 6g 이하 총칼로리도 2000Kcal를 넘어서는 안 된다.

□뇌혈관 장애가 있을 경우

뇌졸중 발작 후 안정 상태에 들어가기까지는 1일 식염량은 32g 이하 총칼로리도 최대한 낮춘다.

증상이 안정되면 식염은 5~6g 총칼로리는 증상에 따라 1200~1800Kcal로 한다.

단백질은 특히 줄일 필요는 없으나 동물성인 것은 50% 이하로 한다.

지방은 총칼로리의 20% 정도로 하는데 이것도 콜레스테롤이 적은 식물성 지방을 쓴다.

혈관이 약해져 있으므로 혈압이 올라가면 발작 재발로 이어짐으로 식사에 관해 만전의 배려가 필요하다.

□허혈성 심질환(협심증 심근경색)이 있을 경우

이미 동맥경화의 상태이므로 혈압이 올라가지 않도록 식염을 제한하는 동시에 동물성 지방을 줄여야 한다.

1일 식염량을 6g 이하, 총칼로리도 1800Kcal 이하로 한다.

단백질은 줄일 필요는 거의 없으나 식물성인 것을 많이 섭취하는 편이 좋다.

지방은 총칼로리의 20% 정도로 하고 식물성인 것을 많이 섭취한다.

필요한 에너지는 주로 탄수화물로 섭취하는데 물론 총칼로리에 주의해야 한다.

또 심장병인 사람은 담배는 엄금이라는 것을 알아 둔다.

□당뇨병이 있을 경우

당뇨병인 사람은 총칼로리를 1200~1800cal로 제한한다. 활동량이 많은 사람이 1800Kcal, 적은 사람은 1200Kcal라고 생각하기 바란다. 특히 탄수화물량에 주의한다.

총칼로리를 1800Kcal로 한 경우 단백질——70~80g, 지방——30~40g, 탄수화물——280g 정도이다. 식염도 6g 정도로 한다.

탄수화물을 적게 단백질을 많이 섭취한다고 생각하기 바란다.

양질의 단백질을 많이 섭취하면 체내에서 인슐린 분비가 활발해져 그중 효과가 있는 것이다.

비만인 경우는 총칼로리를 당뇨병인 사람 이상으로 제한하지 않으면 체중 감소는 바랄 수 없다. 총칼로리로서 900~1600Kcal 할 필요가 있다.

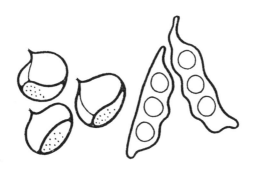

병과 식이요법

병	식사 요법의 주의
신장병	**총칼로리 200Kcal 정도까지로 한다.** 단백질 경도일 경우는 체중 1kg 당 1g 정도까지. 지방 총칼로리의 15% 까지로 제한한다. 식염 6g 이하로 제한한다.
뇌혈관 장애	총칼로리 1200~1500Kcal 정도까지로 한다. 단백질 식물성인 것을 많이 섭취한다. 지방 총칼로리 20% 까지로 제한한다. 식염 5~6g 이하로 제한한다.
심장병 [협심증 심근경색]	총칼로리 1800Kcal 정도까지로 한다. 단백질 식물성인 것을 많이 섭취한다. 지방 총칼로리 20% 까지로 제한한다. 식염 6% 이하로 제한한다. ※ 심장병인 사람은 담배는 엄금이다.
당뇨병	총칼로리 1200~1800Kcal 정도로 한다. 단백질 70~80g까지로 제한한다. 지방 30~35g까지를 제한한다. 탄수화물 280g 정도까지를 제한한다. 식염 6g 정도로 제한한다. (이상은 총칼로리 1800Kcal의 경우) ※ 탄수화물을 가능한 제한한다. 또 양질의 단백질을 섭취하면 보다 효과적이다.

동맥경화증 치료

뇌졸중이나 심장 발작 등 동맥경화 발작은 돌발적으로 일어나고 게다가 생명이 달리는 위험성이 높으므로 치료에 관해서는 전문의가 진행한다.

여기에서는 일반사람이 알 수 있는 간호와 회복에 대해 이야기 하겠다.

뇌졸중의 치료

□발작이 일어났을 때의 주의

뇌졸중 발작이 일어났을 때는 원칙적으로 환자를 절대 안정시키고 의사의 도착을 기다린다.

그러나 발작은 장소를 가리지 않는다. 길거리, 회의실, 정원, 욕실, 화장실 등에서 발작을 일으키는 경우가 종종 있다. 행동중에 발작이 일어남으로 오히려 그런 경우가 많다고 할 수 있다.

발작이 일어났을 때는 다음과 같이 한다.

① 당황하지 않는다.

② 환자를 소리쳐 부르거나 흔들지 않는다.

③ 쓰러진 자세가 부자연스러울 때는 환자를 조용히 움직여 목을 똑바로 펴고 머리를 약간 높여 준다. 호흡이 불편할 것 같은 때는 어깨 밑에 베개를 넣어 혀가 기도를 막지 않도록 턱을 위로 올려 준다.

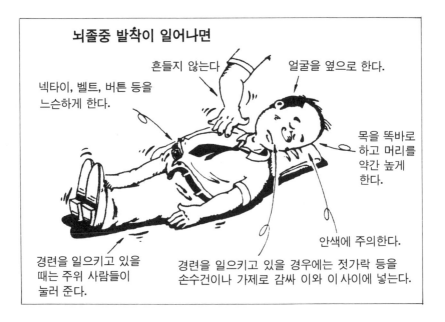

뇌졸중 발착이 일어나면

흔들지 않는다.

얼굴을 옆으로 한다.

넥타이, 벨트, 버튼 등을 느슨하게 한다.

목을 똑바로 하고 머리를 약간 높게 한다.

안색에 주의한다.

경련을 일으키고 있을 때는 주위 사람들이 눌러 준다.

경련을 일으키고 있을 경우에는 젓가락 등을 손수건이나 가제로 감싸 이와 이 사이에 넣는다.

④ 안정할 수 있는 장소로 이동시킬 때는 환자의 턱을 위로 올리고 옮긴다. 흔들리지 않도록 들것이나 나무판을 이용하면 좋다.

⑤ 토한 것이 기도로 들어가 질식하지 않도록 얼굴을 옆으로 돌린다. 또는 마비된 쪽을 위로 올린다.

⑥ 토하고 있을 때는 절대 움직이지 않는다.

⑦ 토한 것이 입안에 있을 때는 젓가락이나 탈지면으로 살살 제거한다.

⑧ 칼라나 넥타이, 벨트, 단추 등을 느슨하게 해 준다. 가위로 끊어도 좋으므로 재빨리 실시한다.

⑨ 조용한 장소로 옮겼으면 방의 조명을 어둡게 한다.

⑩ 환자 안색에 주의한다.

안색이 홍조를 띠고 있을 경우는 뇌출혈——마비되어 있는 손발과 반대쪽 머리부분을 젖은 타올로 식혀준다. 40~50대에 많다.

안색이 창백한 때는 뇌경색——식힐 필요없다. 고령자에게 많다.

⑪ 몸에 경련이 일어나거나 움직이고 싶어할 때는 주위 사람이 눌러 준다. 몸을 움직이면 그만큼 뇌출혈의 양이 많아진다.

⑫ 경련을 일으키고 있을 경우는 혀를 씹지 않도록 젖가락 등에 손수건 또는 가제를 말아 이와 이 사이에 넣어 준다.

⑬ 혀가 안으로 말려 들어가는 경우도 있으므로 그때는 잡아 당겨 준다.

일반인이 할 수 있는 응급처치는 이 정도이다. 그동안 한시라도 빨리 의사 또는 구급차를 불러야 한다.

그 때 병원에서의 치료는 의사가 판단할 일이지만 응급처치 여하에 따라 사태가 달라 질 수도 있다는 것을 명심한다.

□치료는 의사를 신뢰하고

의사가 실시하는 치료는 전문의의 영역이므로 자세한 말을 할 수 없다.

아무튼 혈압을 내리는 일이 선결로 강력한 강압제를 사용하여 증상 진전을 막는다. 그뒤 혈관 조영제나 CT, X선, 에코 등 필요한 검사를 한 뒤 증상에 따라 치료가 행해진다.

그 동안 절대 안정이 필요하며 면회 금지나 병실을 어둡게 하는 등 안정을 유지하는 처치가 행해진다.

대부분의 경우 수시간에서 수일이 운명의 갈림길이 되는데 발작 정도에 따라 수술을 할지 약을 쓸지 판단이 내려진다.

□회복의 성공은 사회 복귀 의욕이 우선

뇌졸중이 무서운 점은 사망률이 높으면서 후유증이 있다는 것이다.

언어장애나 손발마비 등이 남는데 그 치료는 끈기있는 회복치료를
계속하는 방법외에는 없다.

회복의 방법은 후유증 정도에 따라 다르므로 여기에서는 일반적인
것을 이야기 하겠다. 가장 중요한 것은 사회 복귀로의 의욕이다.

최근에는 각지에 훌륭한 설비가 갖추어진 회복 시설도 늘고 있고 연구
도 계속되고 있다. 그러나 아무리 설비가 훌륭하고 연구가 계속되고
있어도 환자 자신이 '반드시 사회에 복귀하겠다'라는 의욕이 없으면
회복의 성과는 오르지 않는다.

환자의 의욕과 가족의 따뜻한 격려로 끈기와 인내를 갖고 결코 포기하
지 말고 훈련을 계속해야 한다.

노인의 경우는 리허빌리에 의한 사회 복귀는 어렵다고 여겨지고 있
다. 분명히 육체적으로도 쇠약해져 있어서 젊은 사람에 비해 보다 많은
시간과 노력이 보다 크게 요구된다. 그러나 끈기있게 노력하여 멋지게
사회 복귀를 한 사람들도 많다. 수명이 얼마인지는 아무도 모르므로

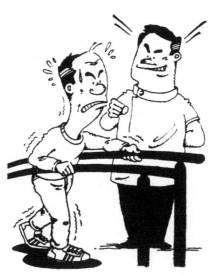

회복은 따뜻한
격려에서부터

남은 인생을 충실히 살아가기 위해 본인은 최대한의 노력을 하고 가족들은 따뜻한 말로 지켜봐 줘야 한다.

회복을 성공으로 이끄는 또 하나의 열쇠는 발작 직후부터 맛사지 등의 치료를 하는 것이다. 이전에는 '발작 후 몇 주간은 안정을'이라고 했었으나 최근에는 뇌의 혈관 상태가 안정되면 가능한 빨리 조기에 회복을 시작하는 것이 효과적이라고 되어 있다.

발작 직후의 마비는 신경이 마비되었을 뿐 마비된 부분을 움직이는데 필요한 근육은 아직 활성을 갖고 있다. 그 근육은 자극하는 것으로서 반대로 마비된 신경을 되살리는 것이다.

마비된 채 자극을 주지 않으면 근육이 쇠약해져 회복이 곤란한 정도가 아니라 회복될 수 없는 경우도 있다.

회복에는 의사 외에 각종 치료사(직업적 훈련사나 운동 치료사)쪽도 조언, 지도를 해 줌으로 끈기 있게 훈련을 계속하기 바란다. '반드시 사회 복귀를 하겠다'라는 의욕이 우선이다.

협심증, 심근경색의 경우

□초기 치료는 약이 중심

협심증은 심장에 혈액을 보내는 관상동맥이 동맥경화에 의해 가늘어져 심장이 혈액 부족이 되기 때문에 강렬한 통증을 동반하고 일어나는 심장 발작이다.

응급처치로서는 항상 휴대하고 있을 니트로글리세린 등의 혈관확장약을 이용한다.

또 예방적 치료로서 니트로글리세린계 내복약이나 첨부약, 그 외 강압

124

제도 효과를 나타낸다. 협심증 초기=노작성 협심증 때는 약제에 의한 치료가 중심이 된다.

□효과적인 바이패스 수술

협심증 발작이 종종 일어나게 되고 안정시에도 일어나는 불안정 협심증이 되면 심부전을 일으킬 우려도 있어 위험하다.

중증 협심증에 효과적인 것으로 관상동맥의 바이패스(by pass) 수술이 있다. 이것은 1980년대 후반부터 시작된 수술인데 하지의 정맥을 거꾸로 하여 관상동맥의 가늘어진 부분으로 상행대동맥에서부터 혈액을 보내는 바이패스를 만드는 것이다. (바이패스 수술 참조도)

하나 하나를 조심스럽게 연결해야 함으로 세밀한 기술이 필요한데 현재 사망률은 겨우 1% 정도이다. 수술 시기가 너무 늦은 경우나 심장 기능이 쇠약할 경우에 위험할 뿐이다.

수술 후에는 흉통 발작도 사라져 쾌적한 일상 생활을 보낼 수 있다.

□하지로 풍선을 넣는 벌룬펌핑

관상동맥이 더욱 가늘어지고 핏덩어리(혈전)가 쌓여 혈액이 흐르지 못하여 심장 근육이 사망(회사)하는 것이 심근경색으로 이렇게 되면 이미 중증이다.

심정지나 중대한 부정맥 등의 긴급 경우에는 전기 쇼크를 준다. 또 손이나 발의 혈관에서 관상 동맥에 관을 통과시켜 혈전이 쌓이고 있는 장소에 혈전 융해약을 주입하는 방법도 있다. 약으로 혈전을 녹이는 것이다. 이것으로 흐르는 혈액의 양은 60~90% 회복된다. 이렇게 해서 긴급 상황을 넘긴 뒤 행하는 것이 앞에서 언급했던 바이패스 수술이나 PTCA(경피적 관상동맥 형성술)나 OTCA(수술적 관상동맥 형성술)이

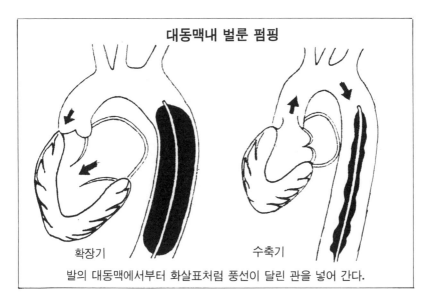

대동맥내 벌룬 펌핑

확장기

수축기

발의 대동맥에서부터 화살표처럼 풍선이 달린 관을 넣어 간다.

다. 그리고 심장의 작업량이 극단적으로 저하되었을 때 실시하는 것이
대동맥내 벌룬펌핑이다.

대동맥내 벌룬펌핑은 발의 동맥으로 풍선(벌룬)이 달린 관을 하행대
동맥에 보내, 심장의 움직임에 맞추어 풍선을 부풀렸다 꺼트렸다 한다.
풍선이 혈액의 흐름을 조절함으로 관상동맥으로 가는 혈액이 많아지고
심장도 쉴 수 있는 것이다.

제4장

동맥 경화의 원인이
되는 고혈압

무엇이 고혈압을 초래하는가

인간이 살아가기 위해서는 전신의 세포가 항상 활동하고 있어야 한다. 그 활동에 필요한 산소와 영양분을 운반하는 것이 혈액이고 혈액을 내보내는 펌프의 역할을 하고 있는 것이 심장이다.

심장의 펌프가 혈액을 내보낼 때에 혈액이 혈관의 벽(동맥벽)에 가하는 압력을 혈압이라고 하며 그 압력이 강한 상태가 고혈압이다.

고혈압은 병이 아니다 라고 말하는 사람이 있다. 확실히 고혈압 상태라도 일상 생활은 계속할 수 있고 그대로 오랜 시간을 보내는 사람도 있다. 그러나 많은 사람의 경우 고혈압 상태가 오래 계속됨으로서 동맥 경화가 일어나고 이윽고 뇌졸중이나 심장병, 신장병이라 하는 생명과 관계되는 무서운 병에 걸려 버릴 위험성이 있다.

고혈압에는 이거라고 할 만한 확실한 자각 증상이 없다. 어느 사이엔가 고혈압이 되고 어느 사이엔가 동맥 경화가 되고 그리고 어느날 무서운 병의 발작을 일으켜서 쓰러진다——이런 패턴이 많기 때문에 고혈압에는 사일런트 킬러(침묵의 살인자)라고 하는 이명이 있다.

'고혈압이라고 하는데……'라고 해서 병원을 찾는 사람의 대부분은 회사 등의 집단 검진에 의해 비로소 자신이 고혈압이라는 사실을 아는 것 같다. 당사자는 반신 반의라고 하는 상태이다.

이와 같이 자각 증상이 없고 어느 사이엔가 고혈압이 되어 버리는데 일상생활 중에서 도대체 어떤 요인이 고혈압을 초래하는지를 처음에 살펴 보기로 한다. 이것이 고혈압의 예방과 치료의 지침이 될 것이다.

체질이 고혈압을 초래한다

□고혈압 체질이 유전한다

고혈압 체질이 유전한다고 하는 사실은 거의 확실시 되고 있다.

고혈압 뿐만 아니라 질병 체질이 유전한다고 하면 당사자로서는 뭔가 터무니 없이 나쁜 운명을 짊어진 것 같이 가슴이 덜컹할 것이다. 그러나 부모로부터 자식에게 생명이 이어져 갈 때에 얼굴 생김새나 체형 키의 높고 낮음 등의 특징이 부모로부터 자식에게 전달되듯이 병(여기에서는 고혈압)에 걸리기 쉬운 체질이 부모로부터 자식에게 전달되는 것은 부득이한 일이다.

고혈압의 경우는 식염을 많이 섭취해도 곧 배설해 버려서 고혈압이 되지 않는 체질과 식염을 많이 섭취하면 고혈압이 되어 버리는 체질로 나뉘지는 것 같지만 고혈압의 메커니즘은 복잡하기 때문에 체내의 어느 부분의 유전이 고혈압을 초래하느냐 하는 자세한 사항은 아직 해명되고 있지 않다.

□10명에 4명은 유전에 의한 고혈압

우리나라는 고혈압 환자가 매우 많은 나라이다. 그리고 그 중의 약 4할의 사람은 부모로부터 고혈압이 되기 쉬운 체질을 물려 받았기 때문에 고혈압이 되었다고 간주되고 있다.

통계에 따르면 양친 모두 고혈압의 경우는 아이의 약 반수가 고혈압이 되고 편친이 고혈압의 경우는 약 4분의 1이 고혈압이 된다고 간주되고 있다.

고혈압은 생활 습관도 영향받기 때문에 간단하게 결론 지을 수 없지만 양친을 비롯해서 친척 중에 고혈압의 사람이 있는 경우는 물론 현재 고혈압이 아닌 사람이라도 고혈압이 되지 않는 것같은 생활을 충분히 유의해야 할 것이다.

□비만자는 요주의

고혈압이 되기 쉬운 체질이 젊은이 중에 외견적으로 판단할 수 있으면 고혈압 예방에 매우 편리하지만 유감스럽게도 지금 현재 밝혀진 학설은 없다.

일반적으로는 비만인 사람, 강건한 체형으로 정력적인 사람, 불그레한 얼굴 등이 고혈압이 되기 쉬운 타입이라고 한다.

확증은 없더라도 이런 타입으로 고혈압인 사람은 주의하는 것보다 더 좋은 일은 없다.

고혈압이 되기 쉬운 타입

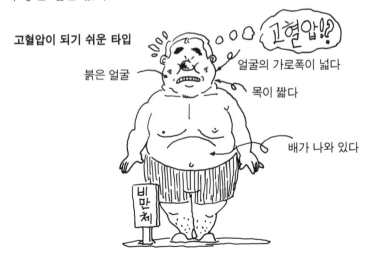

고혈압!?

붉은 얼굴

얼굴의 가로폭이 넓다

목이 짧다

배가 나와 있다

비만체

□유전을 두려워하지 말라

고혈압이 되기 쉬운 체질은 확실히 유전하지만 끙끙 고민해도 하는
수 없다. 가령 양친이 고혈압자라고 해도 사실은 사실로서 받아들이고
고혈압이 되지 않는 생활 태도를 익히는 도전적 자세를 가져 주기 바란
다.

반대로 친척 중에 고혈압이 없는 사람도 충분한 주의가 필요하다.
먼저 고혈압자의 약 4할은 유전적 체질에 의한다고 서술했지만 바꿔서
생각하면 약 6할의 사람이 유전적 체질을 갖지 않는데도 불구하고 무정
견한 일상생활을 보냄으로써 고혈압이 되어 버리고 있다.

연령과 함께 증가하는 고혈압

□당신도 고혈압 예비군

30세대부터 40세대의 사람에서는 혈압이 약간 높은듯(경계역 고혈압
자) 하다고 하는 사람을 포함해도 고혈압의 사람은 아직 소수파이다.

그 연대에서 정상 혈압의 사람은 고혈압의 사람을 다른 인종과 같이
생각하고 '나는 고혈압이 되지 않는다'고 생각할 지도 모른다. 그러나
그것은 터무니없는 착각으로 당신도 고혈압 예비군이다.

사람이 늙어가는 것은 누구도 막을 수 없다. 사람은 혈관과 함께 늙는
다고 일컬어지고 있다. 사람의 얼굴에 해마다 주름이 패여 가는 것과
마찬가지로 사람의 혈관도 해마다 늙어서 탄력성을 잃어 내경이 가늘어
져 간다. 그 결과 고혈압이 되어가는 것이다.

반대로 말하자면 혈압이 높지 않으면 탄력성을 잃고 가늘어진 혈관을 통해서 전신에 혈액을 보낼 수 없게 된다고 하는 것이다.

□50대 이상에서는 반수가 고혈압자

다음 그림은 연대별 고혈압자(160mmHg 이상~95mmHg 이상), 경계역 고혈압자(140mmHg 이상~90mmHg 이상), 정상혈압자(140mmHg 미만~90mmHg 이하)의 비율을 남녀별로 나타낸 것이다.

이것에 따르면 정상 혈압자의 비율이 30대에서는 남성이 35.2%, 여성이 88.9%였던 것이 50대가 되면 남성이 42.2%, 여성이 49.7%로 반수를 밑돌고 있다.

그리고 70세를 넘으면 정상 혈압자의 비율은 남성이 23.3%, 여성이 25.9%로 더욱 감소해서 무려 약 4분의 1이 되어 버린다. 30대의 여성에

성 연령별에 의한 고혈압자의 비율(%)

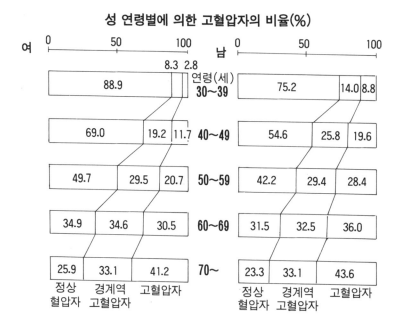

서는 같은 연대의 남성에 비해 분명히 적었던 고혈압자가 50대 이후는 남성에게 서서히 접근해가는 결과가 나와있다.

이것은 여성 호르몬이 고혈압이 되는 것을 막는 역할을 하는 것으로 간주되고 있다. 여성 호르몬 분비의 쇠퇴와 함께 혈압이 올라간다고 하는 것이다.

이와 같이 노령화와 함께 고혈압이 되어가는 것은 피할 수 없는 일이지만 그 사실을 미리 알고 고혈압이 되는 시기를 조금이라도 지연시키는 생활습관을 익히는 것이 고혈압의 예방이고 고혈압의 상태를 그 이상으로 진행시키지 않는 노력을 하는 것이 고혈압의 치료이다.

그리고 고혈압을 억제하는 것이 동맥경화를 지연시키고 결국은 뇌졸중이나 심장병, 신장병 등의 무서운 병을 막는 길로 이어져가게 된다.

식생활이 초래하는 고혈압

□음식물이 고혈압에 미치는 영향

음식물과 고혈압의 치료는 매우 중요하다.

조금 과장되게 말하자면 일상의 식생활이야말로 고혈압이 되느냐 되지 않느냐를 좌우하고 있다고 해도 과언이 아니다.

앞서 서술한 고혈압이 되기 쉬운 체질의 유전이라든가 연령과 함께 혈압이 올라간다고 하는 경우는 우리들의 힘으로는 피할 수 없는 일지만 철저하게 식생활을 관리해서 고혈압이 되지 않는 식사를 섭취하도록 하면 평생 고혈압을 걱정하지 않아도 될 가능성도 있다.

□우리나라 사람은 식염의 과다섭취

우리나라는 세계에서도 고혈압자가 매우 많은 나라 중의 하나이다. 자랑도 아닌 이 고혈압 대국의 원인은 우리나라 사람이 식염(Nacl : 염화 나트륨)을 과다섭취하기 때문이다.

최근은 감염식의 필요성이 일반인에게도 이해되어 왔기 때문에 식염 의 섭취량도 저하 경향에 있지만 그래도 도시인이 1일 10~122g, 농촌의 사람이 12~25g의 식염을 섭취하고 있다고 하는 통계가 있다.

이것은 구미인의 식염 섭취량이 평균 10g이라고 하는데 비해서 숫자 상으로도 분명히 높고 더구나 한국인의 체격이 구미인보다도 작다고 하는 점을 생각하면 그 차는 더욱 커진다.

식염을 많이 섭취하면 어째서 혈압이 올라가느냐 하는 것은 완전하게 해명되고 있지 않지만 흡수된 식염의 나트륨이 혈액중에 필요 이상으로 많이 녹아 들어가 그 결과 혈액의 양이 증가하기 때문인 것 같다고 생각 되고 있다. 즉 혈액량이 많으면 그것을 내보내는 힘도 커져야 하고 그 때문에 혈압이 올라간다고 하는 것이다.

식염을 전혀 섭취하지 않는 아마존 오지의 사람이나 알래스카의 에스 키모에게는 고혈압 환자가 거의 없다고 하는 사실에서도 식염이 고혈압 을 초래하는 큰 요인이 되고 있음을 알 수 있다.

감염식의 섭취 방법에 대해서는 다음에 자세히 서술하겠지만 식염의 1일 섭취량은 현재 정상혈압자가 82g 이하 이미 고혈압이 되어 있는 사람은 56g 이하 더욱 중증의 고혈압증 사람에서는 32g 이하로 억제 할 필요가 있다.

□칼로리의 과다섭취가 고혈압으로

칼로리의 과다섭취＝비만이라고 생각해도 좋을 것이다. 옛날부터 '비만자에게는 고혈압이 많고 고혈압자에게는 비만이 많다'고 일컬어질 만큼 비만과 고혈압에는 밀접한 관계가 있다.

먼저 비만한 몸을 움직이기 위해서는 그만큼 많은 에너지가 필요하기 때문에 혈액 순환을 많이 할 필요가 있어 심장의 운동량이 많아진다. 이것만으로도 혈압은 올라간다.

또한 비만할 정도의 식사는 칼로리가 높다고 하는 것은 동맥경화의 원인이 되는 동물성 지방도 많다는 의미가 된다. 동물성 지방에는 동맥경화를 초래하는 콜레스테롤이 많이 포함되어 있다. 그리고 동맥경화가 되면 혈압이 올라간다.

칼로리의 과다섭취는 당뇨병의 원인이기도 하다. 당뇨병자의 대부분은 고혈압으로 당뇨병의 치료와 함께 고혈압 치료도 하고 있는 것이 실정이다. 당뇨병은 혈압을 올려서 동맥경화를 촉진하고 더욱이 심장이나 신장의 병을 초래하기 쉽다.

식생활에 대해서는 식염이나 고에너지식 이외에도 여러 가지 주의해야 할 점이 많다.

알콜, 담배에 요주의

□알콜을 습관적으로 마시는 것은 위험

'술은 백약의 장(長)'이라고 해서 한국인은 음주에 관해서는 관대하지만 알콜 상음자(常飮者)에게 고혈압자가 많다고 하는 사실은 거의 상식이라고 해도 좋을 것이다.

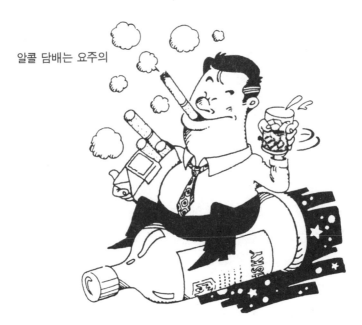

알콜 담배는 요주의

상습적으로 대량의 알콜을 마시는 것은 심장의 작용을 높이고 혈관벽을 긴장시키기 때문에 혈압을 올린다고 간주되고 있다.

또한 우리나라 사람은 음주에 즈음해서 염분이 많은 안주를 즐긴다고 하는 점도 알콜이 혈압을 올리는 것을 조장하는 원인이 된다.

그러나 알콜은 스트레스를 완화시켜서 생활을 풍요롭게 하는 효과도 가지고 있기 때문에 1일 섭취량을 소주 1잔 이내 맥주 큰 병 1병 이내, 위스키 더블 1잔 이내의 범위에서 염분이 적은 안주를 곁들어 즐겨 주기 바란다.

□백해 무익한 담배

간암의 원인 물질로서 그 해가 강조되고 있는 담배이지만 고혈압에 관해서도 빨아들인 니코틴이 교감신경을 자극해서 혈관을 수축시켜 혈압을 높인다.

더구나 니코틴은 혈액중의 혈소판이라고 하는 성분을 혈관벽에 부착시키는 작용이 있기 때문에 동맥경화의 원인도 된다.

특히 관상동맥이라고 하는 심장에 혈액을 보내는 혈관에 작용해서 협심증이나 심근경색이라고 하는 심장병을 불러 일으킬 우려가 많다고 간주되고 있다.

심장에 장애가 있는 사람이나 동맥경화 증상이 나타나는 사람에게 있어서는 담배는 매우 위험한 존재이기 때문에 하루라도 빨리 금연을 실행해야 한다.

담배 한모금은 기분 전환이 되고 스트레스 해소에 도움이 된다고 하는 사람도 있지만 담배를 한모금 할 때마다 생명을 단축시키고 있는 것이다.

스트레스, 과로, 수면부족

□ 스트레스가 혈압을 올린다

정신적인 스트레스도 고혈압을 초래하는 원인의 하나이다.

현대사회는 복잡하고 우리들은 항상 스트레스의 파도 속에 몸을 내맡기고 있는 것 같지만 특히 정신적인 긴장을 지속해야 하는 업무에 종사하고 있는 사람에게는 고혈압자가 많은 경향이 있다. 또한 시험 때라든가 얼마간의 트러블로 마음을 괴롭혀야 하는 일시적인 스트레스의 경우에도 혈압이 올라가는 사실은 잘 알려져 있다.

스트레스가 있으면 교감신경이 자극받아서 심장이나 혈관, 신장 등의 장기가 지속적인 긴장 상태를 강요받아 혈압이 올라가는 것이다.

특히 신장은 교감신경이 긴장 상태가 되면 혈액중의 나트륨이 소변으로 배설되는 것을 억제해 버리기 때문에 고혈압 상태가 한층 더 지속하게 된다.

스트레스의 원인은 사람에 따라서 가지 각색으로 그 원인을 간단하게 제거할 수 없겠지만 능숙하게 기분 전환을 꾀함으로써 긴장 상태가 지속하지 않도록 할 필요가 있다.

□과로, 수면부족도 대적

과로나 수면부족도 스트레스와 마찬가지로 긴장 상태가 지속한 결과에 의한 것이기 때문에 역시 혈압을 올리는 원인이 된다. 정신적 긴장뿐만 아니라 육체적으로도 심장에 큰 부담을 주기 때문에 혈압이 올라가는 것은 당연하다.

일시적인 과로나 수면부족이라면 직후에 충분한 수면과 휴식을 취하면 혈압은 내려가지만 지속한 상태가 계속되면 고혈압의 상태도 지속해서 이윽고는 동맥경화로 이어져가게 된다.

충분한 휴식을 취하고 규칙적인 생활을 하도록 유의해야 한다

병에 의한 혈압 상승

□병이 치료되면 원래의 혈압으로 되돌아간다

그때까지 고혈압이 아니었던 사람이라도 다른 병이 되면 혈압이 올라

가는 경우가 있다. 체내의 어딘가에 이상이 생겨서 그것이 원인이 되어 혈압이 올라가는 것이다.

　이런 다른 병이 원인으로 혈압이 올라가는 것을 2차성 고혈압이라고 하며 이 경우는 병을 치료하면 혈압은 제자리로 되돌아 간다.

　2차성 고혈압에는 신성 고혈압, 내분비성 고혈압, 임신중추성에 의한 고혈압 등이 있다. 그 중에서도 신성 고혈압은 만성적 고혈압의 말기 증상으로서 중요하다. 2차성 고혈압에 대해서는 고혈압 종류의 항에서 자세히 서술하기로 한다.

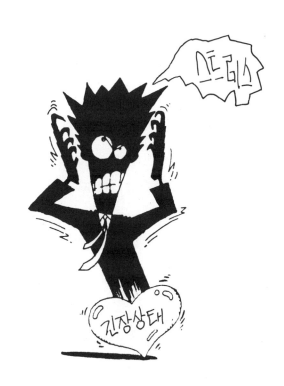

혈압의 메커니즘과 측정 방법

혈압에 대해서는 일반인의 관심도 높아 중년을 넘은 남성이 모이면 화제는 으레 '골프'나 '고혈압'이라고 하는 것을 들은 적이 있다.

그런데 혈압에 대한 지식의 경우는 자신이 무관심했기 때문에 귀학문이 많고 '나의 혈압은 연령 +90을 넘은 적이 없기 때문에 괜찮다'라든가 '혈압이 높은 것은 힘이 남아 있기 때문으로 건강한 증거다' 등이라고 터무니없는 학설을 만들어 내버리고 있는 사람도 있다.

여기에서는 혈압이란 어떤 것이고 어떤 증상을 보이는지를 서술하기 때문에 혈압에 대한 정확한 지식을 익혀서 고혈압의 예방과 치료에 유용하게 이용하자.

혈압이란

□수축기＝최고 혈압 확장기＝최저 혈압

심장이 혈액을 전신에 내보내는 펌프의 역할을 하고 있는 사실은 누구나 알고 있으리라고 생각한다. 이과 복습의 셈으로 다음의 심장 그림을 보자.

그림에 기록한 숫자순으로 설명하자면 전신을 흘러 탄산 가스를 포함한 혈액이 대정맥에서 ①의 우심방으로 되돌아온다. ①이 가득해지면 혈액은 ②의 우심실로 흘러 들어간다. ②가 가득해지면 심장은 수축하고

심장기능도

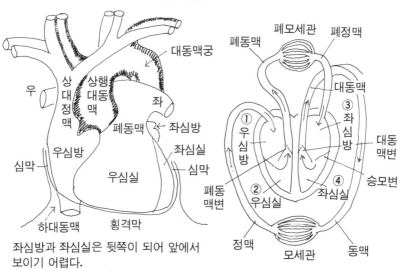

좌심방과 좌심실은 뒷쪽이 되어 앞에서
보이기 어렵다.

혈액은 폐동맥을 거쳐 폐로 내보내어진다.

폐로 보내진 혈액은 여기에서 탄산가스와 산소를 교환해서 신선한
혈액이 되어 폐정맥으로부터 다시 심장으로 되돌아온다.

신선한 혈액은 ③의 좌심방으로 들어간다. ③이 가득해지면 혈액은
심장이 확장할 때에 ④의 좌심실로 보내어진다.

④가 가득해지면 심장은 다시 수축되고 혈액은 대동맥을 거쳐 다시
전신으로 내보내어진다.

이해하기 쉽도록 심장에서의 혈액의 흐름을 순서대로 서술했지만
실제로 심장이 수축할 때에는 ③와 ④로부터는 동시에 혈액이 밖으로
내보내어진다. 이때의 혈압을 수축기 혈압이라고 하며 대동맥→동맥측
에서 측정한 혈압을 최고 혈압이라고도 한다.

또한 심장이 확장할 때에는 ②와 ④로 동시에 혈액이 흘러 들어가서
대동맥판과 폐동맥판은 닫힌 상태가 된다. 이때의 혈압을 확장기 혈압이

라고 하며 마찬가지로 최저 혈압이라고도 한다.

혈압측정 때에 윗 혈압이라든가 아래 혈압이라고 하는데 윗 혈압이란 좌심실이 수축해서 혈액을 내보냈을 때의 혈압 즉 최고 혈압 아래 혈압이란 좌심실이 확장해서 대동맥판이 닫혔을 때의 혈압 즉 최저혈압을 의미한다.

심장은 이와 같이 수축과 확장을 반복하는데 그 사이에 휴지기가 있어 항상 리드미컬한 운동을 계속하고 있다. 수축기, 확장기, 휴지기라고 하는 일련의 리듬을 심장주기라고 한다. 이 리듬이 혈관에 전달된 것이 맥박으로 성인은 1분간에 60~80회의 박동으로써 측정할 수 있다.

□동맥은 3층의 탄력 있는 관

심장이 1회의 수축으로 대동맥에 내보내는 혈액의 양은 약 60~80 ml이다. 1분간에 안정시라도 약 5 l 의 혈액을 내보내고 있다.

이런 작용을 인간이 태어나서부터 죽을 때까지 일시의 쉼도 없이 계속해 주는 것이기 때문에 심장만큼 근면한 장기는 없다. 우리들은 자신의 심장에 좀더 감사의 마음을 가져야 할 것이다.

그런데 심장에서 내보내어진 혈액은 파도가 되어 대동맥→각동맥→세동맥→모세혈관(신체 각 부)으로 차례차례 뻗어나가 전신에 산소와 영양분을 공급하고 다시 정맥에 모여서 심장으로 되돌아온다. 이때 혈액이 동맥벽을 압박하는 힘이 혈압이라는 사실은 이미 서술했다.

여기에서는 동맥이 다음의 그림과 같이 3층의 구조를 한 탄력성 있는 관으로 되어 있다는 사실을 알아 두자.

가장 안쪽의 내막과 바깥쪽의 외막은 얇은 막으로 혈압과는 그다지 관계가 없다. 문제는 내막과 외막 사이에 있는 중막이다. 중막은 근육 고리로 되어 있고 동맥에 탄력성을 주는 작용을 하고 있다.

중막이 모세혈관의 직전 세동맥까지 있어서 동맥에 탄력성을 주고 있어 심장이 확장한 상태일 때라도 혈압은 제로가 되지 않고 혈액을 파도와 같이 적당한 속도로 보낼 수 있다. 보통 상태에서는 매우 잘 된 동맥 구조이지만 중막이 근육이기 때문에 곤란한 상태가 생긴다.

긴장 상태(=고혈압의 상태)가 오래 계속되면 근육인 중막이 발달해서 두꺼워져 버린다. 보통이라면 근육의 발달은 기뻐해야 할 일이지만 혈관의 경우는 다르다. 발달한 중막은 안쪽에 비후해서 혈관의 내경을 가늘게 만들어 버리기 때문에 고혈압을 한층더 조장해 버린다.

또한 중막이 두꺼워져 버리면 그때까지의 탄력성이 상실되어 단단한 혈관이 되고 만다. 이렇게 된 상태가 동맥경화이다.

혈압의 측정 방법

□혈압 측정은 안정 상태에서

혈액이 동맥을 압박하는 힘이 혈압이기 때문에 혈압은 몸의 어느 부분이라도 측정할 수 있지만 보통은 오른쪽 상완부에서 측정한다. 이것은 앉은 상태나, 누운 상태나 그 높이가 심장의 위치와 거의 같은 높이가 되기 때문이다.

혈압 측정은 일반적으로는 수은 혈압계를 사용한다. 순서로서는

① 편안한 자세로 의자에 앉아서 기분을 가라 앉힌다.

② 오른쪽 상완부에 망세트(압박대)를 감는다. 팔과 망세트 사이에 손가락이 정도 들어갈 정도로 감는다.

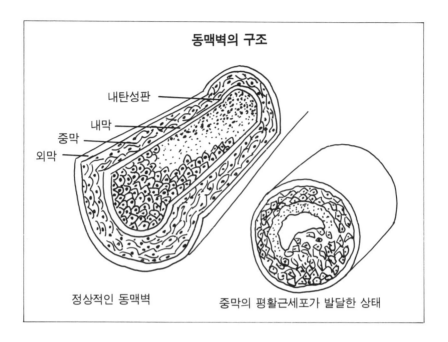

동맥벽의 구조

내탄성판
내막
중막
외막

정상적인 동맥벽   중막의 평활근세포가 발달한 상태

③ 손바닥은 위로 향하고 팔꿈치 관절을 펴서 팔은 거의 심장과 같은 높이로 해 둔다.

④ 망세트에 동맥 혈액의 흐름이 멈출 때까지 공기를 보낸다. 맥의 박동은 팔꿈치의 관절부분 상완동맥의 바로 위에 청진기를 대고 듣는다. 공기는 맥이 들리지 않게 되고 나서 수은주가 약 30m 올라갈 정도까지 보낸다.

⑤ 망세트의 공기를 서서히 빼서 청진기에 혈액의 흐름이 들리면 수은주의 수치를 읽는다. 이때의 혈압이 최고 혈압(수축기 혈압).

⑥ 망세트의 공기를 천천히 뺀다.

청진기의 소리는 차츰 작아져서 완전히 소리가 들리지 않게 되었을 때나 소리의 성질이 변했을 때에 수은주의 수치를 읽는다. 이때의 혈압이 최저 혈압(확장기 혈압).

이상이 수은 혈압계를 사용한 측정 방법이지만 혈압치는 20~30정도는 대수롭지 않은 일로 곧 변동하기 때문에 측정시의 상태를 고려해야 한다.

회사에서의 집단 검진 등에서는 업무 틈틈이 검진을 받는다고 하는 경우도 있기 때문에 업무의 긴장감으로부터 완전히 해방되어 있다고는 말할 수 없고 안정 상태를 유지할 수 없기 때문에 정말로 정확한 혈압치가 측정되고 있다고는 말할 수 없다.

또한 병원에서 잠시 조용히 안정하고 나서 혈압을 측정하는 경우라도 의사나 간호사 그 외 주위 상황에 신경쓰는 것은 당연하기 때문에 긴장감이 생기고 그만큼 혈압이 높아진다.

육체적으로나 정신적으로나 완전히 느긋한 안정 상태를 만들 수 있는 장소라고 하면 역시 가정이 될 것이다. 최근은 가정에서의 혈압 측정을 권하는 의사가 늘고 있다. 가능하면 가정에 혈압계를 준비하고 측정하는 것이 바람직하다고 생각한다.

□가정에서의 혈압 측정의 주의점

혈압은 안정 상태를 유지한 후에 계측하는 것이 바람직하기 때문에 병원이나 집단 검진에서 혈압을 측정하는 것보다도 가정에 혈압계를 준비해 두면 안정 상태에서 선뜻 더구나 정기적으로 혈압을 측정할 수 있어 가장 좋은 방법이라고 생각한다.

최근은 혈압치가 디지털로 표시되고 동맥음도 청진기없이 들을 수 있는 것이 시판되고 있어 가정용으로 적합하다.

가정에서 혈압을 측정할 때에는 다음과 같은 점에 주의해야 한다.

① 긴장 상태, 흥분 상태에서 측정하지 않는다.

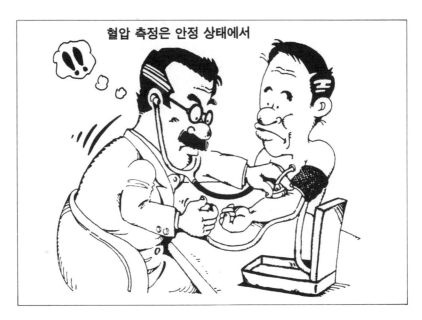

② 운동한 직후에 측정하지 않는다.

③ 목욕 후 곧 측정하지 않는다.

④ 식후 곧 측정하지 않는다.

⑤ 배변, 배뇨를 끝내고 나서 측정한다.

⑥ 귀가 후 곧 측정하지 않는다.

⑦ 음주, 흡연 후에 측정하지 않는다.

⑧ 방의 온도를 춥지 않도록 하고 측정한다(20℃ 전후가 바람직하다).

⑨ 하루 중 거의 일정한 시간에 측정한다.

이상이 정확한 혈압치를 얻기 위한 주의사항이다. 사람에 따라서 차이는 있지만 ①~⑥에 대해서는 약 30분을 경과한 후가 아니면 높은 혈압치가 나와 버린다.

⑦의 음주에 대해서는 당사자는 술이 깨었다고 생각하고 있어도 체내

에는 알콜이 남아있기 때문에 그 날의 혈압 측정은 거의 무리라고 생각하는 편이 좋을 것이다.

하긴 안정시와의 혈압 차이를 보기 위해서 운동을 한 후의 혈압이나 음주 후의 혈압 등을 측정해 보는 것도 좋을 지도 모른다.

조깅 직후 등은 200m 전후까지 혈압이 올라간다. 운동중의 혈압은 특별한 장치가 아니면 측정할 수 없지만 등산이나 전력 질주 중에서는 300m를 넘는 혈압이 되는 경우도 있다. 이 사실에서 가는 혈관이 얼마나 탄력성 풍부한 관인가 하는 것을 잘 알 수 있다.

⑧은 추운 곳에서는 혈관이 수축해서 혈압이 높아지기 때문에 당연히 주의해야 한다.

⑨의 일정한 시간을 정하는 항목에 대해서는 다음에 서술한다.

□혈압의 1일 변화

혈압은 하루 중에 큰 변동을 한다.

대략 그 변화는 야간의 수면중이 가장 낮고 다음날 아침 눈을 뜸과 동시에 혈압은 상승을 시작한다. 평균적으로는 오후가 더 높아지지만 그 동안도 외부로부터의 자극에 의해 높아지거나 낮아지거나 한다.

최근 24시간 몸에 장착한 채 측정할 수 있는 혈압계가 있어 이 기계라면 하루의 생활을 하면서 그 사람의 혈압의 변화를 측정할 수 있다.

그래프는 36세 남성의 1일 혈압의 변화를 나타내고 있다. 위가 최고 혈압 아래가 최저 혈압인데 산이 있고 계곡이 있고 하루 중에서 혈압이 변동하는 상황을 잘 알 수 있다.

최고 혈압이 가장 높을 때는 꼭 점심식사 시간으로 191m나 된다. 식사만으로 이렇게 높아지는 경우는 생각할 수 없기 때문에 식당으로 서둘렀

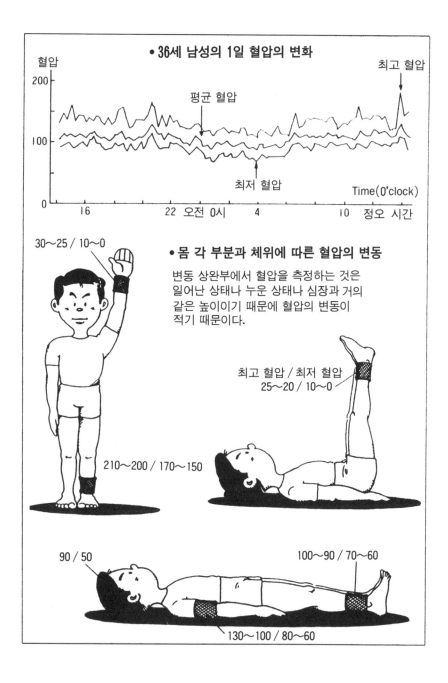

• 36세 남성의 1일 혈압의 변화

• 몸 각 부분과 체위에 따른 혈압의 변동

변동 상완부에서 혈압을 측정하는 것은 일어난 상태나 누운 상태나 심장과 거의 같은 높이이기 때문에 혈압의 변동이 적기 때문이다.

지만 다른 큰 자극이 있었을 것이다. 최저 혈압이 가장 낮을 때는 수면 중인 오전 3시와 4시 사이로 107m이다.

그 변동의 폭은 무려 84m나 된다.

이와 같이 혈압은 그 사람의 외적 조건에 따라서도 크게 변화하기 때문에 혈압을 측정할 때에는 주위의 조건을 정리하지 않으면 정확한 수치를 모을 수 없음을 알았으리라고 생각한다. 또한 취침중의 혈압이 낮아지는 사실로부터 고혈압자에게는 충분한 휴양이 필요하다는 사실도 알 수 있다.

□ '연령 +90'은 속설

자택에서 혈압을 측정했다고 해도 그 혈압치가 어느 정도의 것인지 판정할 수 없으면 아무 소용없다. 혈압치가 '자신의 연령+ 90'이 최고 혈압을 나타내는지 최저 혈압을 나타내는지 알 수 없다.

가령 최고 혈압이라고 생각했을 경우 70세의 사람에서는 160m의 혈압이 있어도 고혈압은 아니라고 하는 것이 되어 버린다.

그래서 혈당치의 기준으로 간주되고 있는 것이 WHO(세계보건기구)에서 정한 혈압의 기준치이다. 이것에 따르면 혈압치를 정상 혈압, 경계 고혈압, 고혈압의 세가지로 나누고 있다. 연령은 관계없다.

정상 혈압자는 현재 아무 문제도 없는 사람이다.

경계 고혈압자는 요주의이다. 현재 당장 문제는 없다고 해도 이윽고 고혈압으로 이행할 우려가 있기 때문에 예방적 치료를 개시하는 편이 좋고 일상 생활도 이 이상 혈압을 올리지 않도록 연구할 필요가 있다.

고혈압자는 완전히 적신호로 곧 의사의 진단을 받고 강압제를 복용해서 혈압을 내리도록 해야 한다. 식생활 등의 생활 태도도 혈압을 내리는 방향을 향해서 최선의 노력을 해야 한다.

□최저 혈압이 높으면 요주의

최저 혈압이 높으면 위험이라든가 최고 혈압과 최저 혈압의 폭이 작으면 위험이라고 하는 말을 들은 적이 있으리라고 생각한다. 이것은 표현은 다르지만 의미는 같은 말로 위험성이 높은 것은 사실이다.

최고 혈압과 최저 혈압에서 중간 혈압(평균 혈압이라고도 한다)이라고 하는 숫자가 다음과 같이 해서 산정되지만 최저 혈압이 높으면 중간 혈압이 높아져 버린다.

중간혈압=최저 혈압$+\frac{1}{3}$(최고 혈압−최저 혈압)

예를 들면 최고 혈압 170m, 최저 혈압 90m 사람의 중간 혈압은 이렇게 된다.

WHO에 의한 혈압의 기준		
	최고 혈압	최저 혈압
정상혈압	139 이하	89 이하
경계고혈압	140~159	90~94
고혈압	160 이상	95 이상

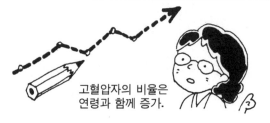

고혈압자의 비율은 연령과 함께 증가.

$$90+\frac{1}{3}(170-90) \fallingdotseq 117$$

또한 최고 혈압 150m, 최저 혈압 110m의 사람은 다음과 같이 된다.

$$110+\frac{1}{3}(150-110) \fallingdotseq 123$$

이와 같이 최고 혈압에서는 20m나 낮은 사람은 최저 혈압이 높으면 중간 혈압이 높아져 버린다. 그리고 중간 혈압이 높은 사람은 장래 심근경색이나 뇌졸중에 걸리기 쉽다고 하는 결과가 나와 있다.

중간 혈압이 높다고 하는 것은 동맥이 탄력성을 상실하고 있다는 의미이다. 이미 동맥경화가 시작되고 있거나 혹은 앞으로 동맥경화가 될 위험성이 높다.

혈압치에 대해서는 높을 뿐만 아니라 혈압의 폭이나 최저 혈압치에 주의를 기울이는 것이 중요하다.

어째서 혈압이 올라가는가

식염 에너지의 과다섭취, 알콜, 스트레스 등이 고혈압을 초래하지만 체내에서는 어떤 메커니즘으로 혈압이 올라가는 것일까?

□혈관이 수축하면 혈압이 올라간다

혈관이 수축하면 혈액의 지나가는 길이 가늘어지기 때문에 혈압이 올라가는 것은 당연하다.

넉넉하고 느긋한 상태일 때는 부교감신경이 작용해서 혈관을 굵게 하는 지시를 주기 때문에 혈압은 내려간다. 그런데 긴장 상태가 되면 신경은 교감신경으로 바뀌어 혈관을 수축시키는 지시가 내려져 혈압은 올라간다.

더욱이 긴장시에는 신장으로부터 레닌이라고 하는 효소가 분비되어 이 레닌이 혈액중의 안디오텐시노이겐이라고 하는 혈압을 올리는 물질에 작용해서 혈압을 올린다. 이것이 정신적 긴장시에 혈압이 올라가는 이유이다.

추위도 생체에 있어서는 위험하기 때문에 몸의 표면으로부터의 열 방산을 막고 체온을 유지할 필요가 있기 때문에 교감 신경이 작용해서 혈관은 수축시켜 혈압이 올라간다.

□혈관이 탄력성을 잃으면 혈압이 올라간다

3앞에서 서술했듯이 동맥경화가 시작되어 세동맥의 중막이 비후하면 혈압이 올라간다.

중막이 안쪽에 비후해서 내경이 가늘어지면 혈관이 수축한 상태와 같은 결과가 되고 세동맥에 탄력성이 없으면 혈액을 올릴 필요가 생긴다. 세동맥경화는 신장이나 뇌 등의 가는 혈관에서 흔히 일어난다.

□콜레스테롤이 혈압을 올린다

혈관벽에 콜레스테롤이라고 하는 동물성 지방이 많이 포함되어 있는 물질이 침착하면 혈압이 올라간다. 이렇게 되면 완전히 동맥경화의 상태이다. 혈관벽에 이물이 침착해서 혈액의 지나가는 길이 울퉁불퉁해져 혈액의 흐름이 나빠지기 때문에 혈압이 올라가는 것은 당연하다.

동맥경화에 대해서 앞에서 서술했듯이 콜레스테롤이 침착하는 동맥경화를 아테롬 경화라고 해서 대동맥이나 심장의 혈관 등 굵은 혈관에서 흔히 일어난다.

□ 혈액의 양이 늘어나면 혈압이 올라간다

혈액의 양을 조절하고 있는 것은 신장이다. 신장에서 혈액을 여과해서 소변을 만들어 요소 등의 노폐물을 배설한다.

식염을 과다섭취하면 혈액의 양이 많아진다. 매일 섭취하는 식염의 대부분은 소변과 함께 나트륨 이온으로서 배설되지만 섭취하는 식염의 양이 많으면 혈액중에 나트륨 이온이 남게 되고 이것을 녹이기 위해서 혈청의 양이 늘어나게 된다.

혈액의 양을 늘리는 원인으로서는 혈액중의 당분의(혈당치) 상승도 생각할 수 있다. 즉 당뇨병의 상태에서 과다한 혈당은 소변으로서 신장

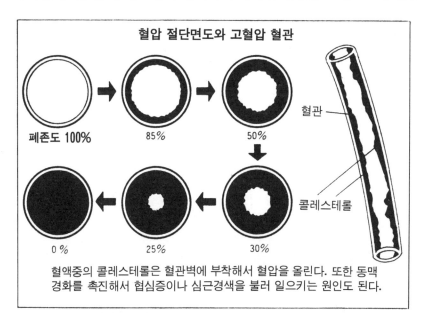

혈압 절단면도와 고혈압 혈관

폐존도 100%   85%   50%

혈관

콜레스테롤

0%   25%   30%

혈액중의 콜레스테롤은 혈관벽에 부착해서 혈압을 올린다. 또한 동맥 경화를 촉진해서 협심증이나 심근경색을 불러 일으키는 원인도 된다.

으로부터 배설하지만 그것이 충분치 않으면 혈액의 양을 늘리지 않을 수 없다. 당뇨병자가 목의 갈증을 호소하고 대량의 수분을 마시는 것은 혈액의 당분이 높기 때문에 그것을 희석시키기 위해서라고 말할 수 있다. 혈액의 양이 늘어나도 심장의 용량이나 혈관의 길이는 늘어나지 않기 때문에 아무래도 혈압이 올라가게 된다.

고혈압의 예방이나 치료에 식염 섭취를 감소시키거나 당뇨병 치료가 필요한 이유를 알았으리라고 생각한다.

□혈액의 끈기가 혈압을 올린다

혈액의 끈기를 점조도라고 하는데 점조도가 높으면 혈압이 올라간다.

보통의 혈액보다 끈기가 높기 때문에 혈액이 흐르기 어렵고 높은 혈압

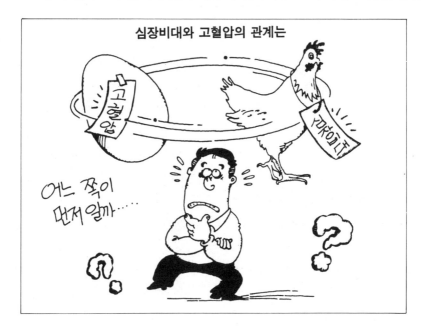

이 필요해지지만 일반적인 고혈압과는 그다지 관계가 없이 다혈증이나
매크로글로부린혈증이라고 하는 극히 드문 병의 경우에 한정된다.

□심장이 비대하면 혈압이 올라간다

심장 비대와 고혈압의 관계는 닭과 달걀이 어느쪽이 먼저냐라고 하는
것과 같지만 일반적으로는 고혈압이 먼저라고 생각하는 편이 좋을 것이
다.

혈압이 높아지면 심장은 강한 힘으로 혈액을 밀어 낼 필요가 생기고
이윽고 심장의 근육이 발달해 버려서 심장이 비대한다. 심장이 비대하면
혈을 밀어내는 힘이 강해지기 때문에 더욱 고혈압을 조장해 버린다.

심장의 크기는 그사람의 주먹 크기나 그 이상이라고 간주되고 있지만
무게는 200~250g이 보통이다. 심장 비대자의 경우에는 2배의 무게가
되어 버리는 사람도 있다.

심장이 비대해 버렸을 경우에 두려운 것은 심장에 혈액을 공급하는
관상동맥은 원래와 같은 굵기밖에 없기 때문에 커진 심장에 충분한 혈액
을 공급할 수 없어 협심증이나 심근경색을 일으키기 쉬워진다.

고혈압의 자각 증상

주의 신호를 간과하지 않는다

□ 자각 증상이 부족한 고혈압

고혈압은 사일런트 킬러(침묵의 살인자)라고 일컬어질 만큼 증상이 부족하고 어느 사이엔가 고혈압이 되어 버린다고 하는 사실은 앞에서 서술했다.

그러나 증상이 전혀 없는 것이 아니라 다른 병에 걸리거나 심하게 피로했을 때 일시적으로 혈압이 올라가서 증상이 나타나는 경우도 있다. 말하자면 아주 약간 점멸 주의 신호로 그 후 증상은 사라져 버리다. 그 때문에 그 작은 증상도 다른 원인의 탓으로 돌리고 간과해 버리는 것이다.

고혈압임을 알고 나서 '그러고 보니 이전에 이런 일이 있었다. 그 무렵부터 혈압이 올라가기 시작했을까……'라고 나중에 깨닫는 사람도 많은 것 같다.

□ 갑작스런 발작에 시달리기 전에

고혈압 증상은 뇌신경, 신장, 심장 소화기계통 등에 나타나지만 일과성으로 지속하지 않는 것이 많기 때문에 다른 요인의 탓으로 돌리고 잊어버리기 쉽다. 그 때문에 어느날 갑자기 격렬한 발작을 일으켜서 위험한 상태에 빠지는 경우가 있다.

회사 근무자는 집단 검진을 받을 기회도 있어 고혈압을 방치해 두는 경우는 적지만 자영업자나 가정 주부 노인의 경우는 수년간이나 혈압을 방치한 결과 어느날 갑자기 심각한 발작을 일으켜서 쓰러져 버려 가족이 매우 고생을 한다고 하는 예가 흔히 있다.

1년에 1번은 검진을 받는 것이 바람직하지만 다음과 같은 증상에도 주의해주기 바란다.

주요 자각 증상

□두통, 머리의 무거운 느낌

두통 두중감은 감기, 수면 부족, 숙취 등 여러 가지 원인으로 일어나지만 고혈압의 경우에도 이와같은 증상으로서 나타나는 경우가 있다.

고혈압의 경우는 후두부에 통증이 나타나는 것이 특징으로 구역질을 수반하는 경우도 있다.

두통＝고혈압은 아니지만 후두부 두통의 경우는 고혈압의 가능성도 있으므로 주의해야 한다.

이미 고혈압자는 두통을 느끼고 방치해 두는 것은 위험하다. 이미 의사의 진단을 받을 필요가 있다.

나중에 서술할 양성 고혈압에서 악성 고혈압으로 이행할 때에 두통이 일어나는 경우가 있다.

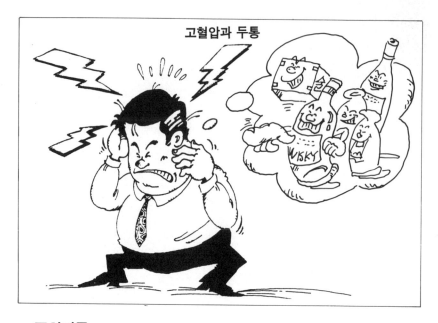

고혈압과 두통

□현기증

고혈압에 의한 가벼운 현기증도 주의해야 할 신호의 하나이다. 현기증을 호소하는 것은 여성에게 많은 듯하지만 반대로 저혈압에 의한 경우도 있거나 한다. 가벼운 현기증이라도 몸 어딘가에 변조가 일어나고 있는 것은 사실이기 때문에 의사의 진단을 받아야 한다.

평형 감각을 잃어 걸을 수 없다든가 주위가 빙글빙글 회전하는 것 같이 느낄 정도의 현기증은 잠시 조용히 안정하고 있으면 치료되는 경우도 있지만 위험성이 있다.

이런 일이 2번 3번 일어나는 것 같으면 뇌졸중의 전조일 가능성이 높다. 반드시 의사의 진단을 받아야 한다.

□귀울음

귀울음도 여러 가지 원인으로 일어난다.

먼저 중이염이나 메니에르병과 같은 귀 그 자체의 병이 있고 빈혈, 과로, 수면부족, 숙취 등으로 귀울음을 느끼는 경우가 있다.

귓병의 경우는 병에 걸려있는 한쪽만의 귀울음이기 때문에 고혈압에 의한 귀울음과는 구별을 할 수 있다.

고혈압이나 뇌동맥경화 환자의 경우 귀울음은 안정 상태에서 일어나는 일은 전혀 없고 과로나 수면 부족의 상태가 되었을 때에 일어나는 경우가 많은 것 같다. 서둘러서 의사에게 달려가는 사람이 있지만 잠시 안정을 취하고 피로가 가시면 귀울음감도 소실하는 경우가 많은 것 같다.

혈압을 조사한 적이 없는 사람이 귀울음을 느끼는 것 같으면 일단 고혈압을 의심해 보아야 한다.

□어깨 결림

어깨 결림은 고혈압 증상과 같이 말하는 사람이 있지만 고혈압과 어깨 결림을 밀접하게 연결시켜서 생각할 수는 없다.

장시간에 걸쳐서 부자연스런 자세로 일을 하면 누구나 어깨가 결린다. 어깨 근육의 혈액 순환이 나빠지면 어깨가 결리기 때문에 운동 부족과 과로가 원인이다.

휴식 시간에 가벼운 체조를 하는 등 운동을 한다.

□동계(動季), 숨 참

동계와 숨 참의 증상은 대개는 상반해서 일어나는 경우가 많다고 간주

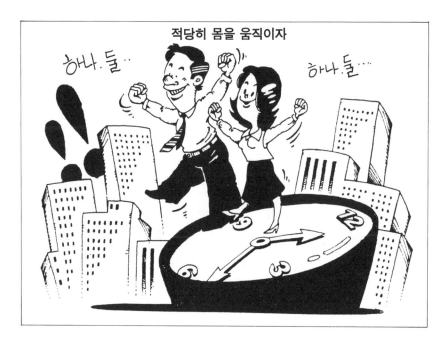

되고 있다.

동계, 숨 참은 심장, 폐, 혈관, 혈액에 장애가 있는 경우에 일어나지만 특히 심장의 승모판에 이상이 일어나는 판막증(승모판 협착이나 폐쇄부전)에 의한 경우가 많다. 승모판 협착은 류마티즘의 후유증으로서 흔히 일어난다.

고혈압에 관련한 동계, 숨 참은 고혈압의 결과 심장이 비대하면 관상동맥으로부터의 혈액 공급만으로는 충분치 않기 때문에 계단을 올라간다든가 그 밖의 격렬한 운동을 했을 경우에 동계, 숨 참의 증상을 보인다.

또한 고혈압이나 동맥경화가 원인으로 심장의 승모판이나 대동맥판에 이상이 생기는 경우도 있고 이 경우도 동계 숨 참의 증상이 나타난다.

동계, 숨 참은 환자 자신도 괴롭고 생활에도 지장이 있음은 물론 이

상태를 방치해 두면 얼마 안 있어 심부전이나 심장 천식의 상태가 되어 강도의 호흡 곤란 발작을 보이게 된다. 매우 위험한 상태이기 때문에 이 증상을 한 번이라도 경험한 경우면 가능한 한 빨리 의사의 진단 검사를 받도록·한다.

□가슴의 통증

가슴의 통증도 고혈압의 증상이라고 하기보다 동맥경화의 증상이다.

업무 중 혹은 갑자기 차가운 외기에 접했을 때에 갑자기 심장부가 움츠러드는 것 같이 아프거나 더욱 왼쪽 어깨나 왼쪽팔로 통증이 확대되는 경우가 있다.

이것은 동맥 경화가 관상동맥에 미쳐서 일어나는 협심증의 증상이다. 동맥경화에 의해서 관상동맥이 가늘어져 심장에 충분한 혈액이 공급되지 않기 때문에 일어난다.

협심증이 더욱 진전된 상태의 심근경색의 경우도 격렬한 통증을 일으킨다. 안정을 취하고 있는 상태일 때라도 아무런 전근도 없이 갑자가 앞가슴부가 아프기 시작하고 30분 이상이나 통증이 계속된다.

가슴의 통증도 동계 숨 참과 마찬가지로 거듭해서 일어나는 것 같으면 이윽고 생명에 관계되는 것 같은 발작으로 이어질 우려가 있다. 결코 방치해 두어서는 안 된다.

의사의 진단은 물론이지만 증상이 위험이라고 판단된 경우에는 다음 발작에 대비해서 상비약의 휴대를 지사받을 것이다.

동맥경화의 결과 일어나는 병에 대해서는 자세히 서술하겠지만 고혈압은 동맥경화를 초래하고 동맥경화가 다시 고혈압을 촉진하는 관계에 있음을 알아 두자.

고혈압의 종류

지금까지는 단순히 '고혈압'이라고 한마디로 서술해 왔지만 고혈압은 원인별로 나눈 본태성 고혈압과 2차성 고혈압 연령에 따라 나눈 청년성 고혈압성 고혈압이라고 하는 분류가 있다.

본태성 고혈압

□원인불명의 고혈압

혈압만 높고 몸의 다른 장기에 이렇다 할 장애가 없는 경우의 고혈압을 본태성 고혈압이라고 부른다. 즉 확실한 원인을 모르는 고혈압이 본태성 고혈압이다.

물론 최근에는 혈압을 올리는 요인에 대해서는 연구가 진척되어 유전 식염의 과다섭취, 스트레스의 축적, 비만 알콜, 동맥경화 등 각각의 요인에 대해서는 상당히 해명되어 왔다. 그러나 '고혈압을 초래하는 최초의 혹은 최대의 원인은 무엇인가'라고 물으면 아직도 '이거'라고는 단정할 수 없다. 사람 각각의 체질 성장과정 현재의 생활 등이 다르기 때문에 원인이라고 생각되는 것도 여러 가지로 변해 버리기 때문이다.

약 50년 전까지는 고혈압의 원인은 신장에 있다고 생각되고 있었다. 확실히 신장병과 고혈압은 깊은 관계가 있지만 연구가 진행됨에 따라서 신장에 관계가 없는 고혈압도 있음을 알고 원인 불명의 고혈압을 본태성

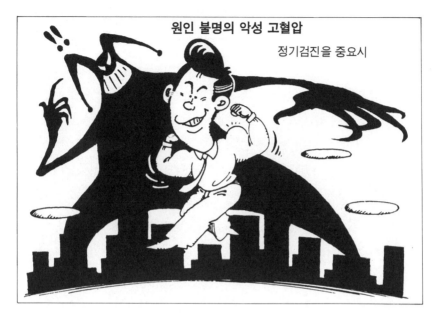

고혈압이라고 부르게 되었다.

그리고 고혈압자의 약 90%는 이 본태성 고혈압이다.

□위험한 악성 고혈압

원인 불명이고 다른 병과 관계가 없는 고혈압이 본태성 고혈압인데 그것은 고혈압 초기의 상태이다.

고혈압의 상태가 지속하면 이윽고 동맥경화가 일어나고 계속해서 협심증이나 심근경색이라고 하는 심장병 뇌출혈이나 뇌경색 신장병 등 여러 가지 합병증이 생긴다.

본태성 고혈압 중 이와 같은 합병증에 걸릴 때까지 오랜 시간이 걸리는 것을 양성 고혈압이라고 한다. 대부분의 사람은 양성 고혈압으로 합병증이 생기는 것은 고령이 되고 나서이다. 그런데 극히 소수의 사람들이지만 고혈압이 발견되면 그 증상이 급속히 진행해서 2~3년이라고 하는 단시간내에 합병증을 병발해서 생명에 관계될 만큼 악화하는 경우가 있다.

이와 같은 병태의 진행이 급속한 고혈압을 악성 고혈압이라고 한다.

악성 고혈압의 특징은 다음과 같다.

① 비교적 젊은 사람에게 많다.

② 혈압의 상승이 심하고 특히 최저 혈압이 130~140m가 된다.

③ 소변에 많은 단백질이나 적혈구가 포함된다.

④ 두통 등의 증상을 호소하는 경우가 많고 뇌장애(고혈압성 뇌증)를 일으키기 쉽다.

⑤ 안저 이상(고혈압성 망막증)을 일으킨다.

⑥ 신장 장애가 급속히 진행해서 신부전을 일으킨다.

⑦ 심장이나 혈관의 이상으로 인해 심부전을 일으킨다.

이와 같이 ⑤에서는 실명의 우려 ④⑥⑦에서는 생명을 잃을 가능성도 있다.

치료는 조기 발견, 조기 치료가 절대로 필요해진다.

악성 고혈압의 발병률은 매우 적지만 그렇다고 젊은이들은 '자신을 아직 젊으니까 고혈압의 걱정은 없다' 등이라고 방심해서 집단 검진을 게을리해서는 안 된다.

2차성 고혈압

본태성 고혈압에 대해서 다른 병의 원인으로 발생하는 고혈압은 2차성 고혈압 또는 속발성 고혈압이라고 한다.

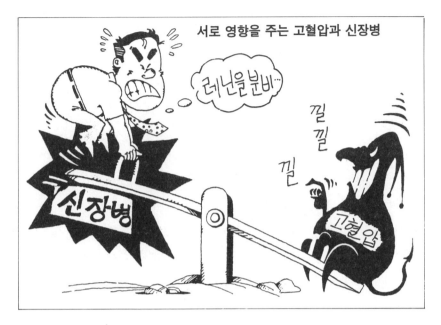

2차성 고혈압은 본태성 고혈압이 40세 전후부터 서서히 나타나는데 반해 20~30세대에서 나타나는 경우가 많고 혈압은 급속히 올라간다.

원인을 알고 있기 때문에 그 원인을 제거해서 즉 병을 치료하면 이윽고 혈압은 제자리로 되돌아 간다.

□고혈압과 신장병은 상호적 관계

고혈압과 신장과의 관계에 대해서는 이미 몇 번인가 서술했다.

신장은 소변을 만드는 일을 하는 장기이지만 이 신장에 장애가 일어나면 혈압이 올라간다. 반대로 혈압이 높은 상태가 계속되면 신장에 장애가 일어난다.

신염 등이 신장병이 되었다고 하자. 그렇게 되면 신장의 혈액의 흐름이 나빠진다. 그러면 신장으로부터 레닌이라고 하는 효소가 분비되어 혈액중에 흐르기 시작한다. 이 레닌이 혈압을 올리는 한 요인이다.

레닌은 혈액중의 안지오텐시로이겐이다고 하는 물질에 작용해서 만들어진 안지오텐신이 직접 혈압을 올리는 범인이다. 안지오텐신은 세동맥을 긴장시키기 때문에 혈관이 수축해서 혈압이 올라간다.

이와 같이 신장병이 일어나면 혈압이 올라간다.

반대로 고혈압의 상태가 오래 계속되었다고 하자. 그러면 체중의 어느 장기라도 세동맥이 서서히 동맥경화를 일으키기 시작하지만 신장에는 특히 그 경향이 강하게 나타나서 신장의 혈관이 가늘어져 신장병이 된다. 이와 같이 고혈압에 의해 신장병이 되는 것이기 때문에 신장은 피해자이지만 반대로 신장은 병이 되면 레닌을 분비해서 혈압을 올리는 작용을 하기 때문에 일전해서 혈압을 올리는 가해자측에 서게 된다.

신장 고혈압의 경우에 강압제 효과가 적은 것은 그 때문으로 오히려 신염 등의 병 자체를 치료하는 것이 중요해진다. 또한 고혈압자가 신위축을 일으켜서 소변에 이상이 나타나면 그 사람의 고혈압이 진행해서 동맥경화가 현저해졌다고 판단되게 된다.

신장 장애는 요중의 단백이나 적혈구의 유무, 소변의 비중 측정, 혈장 중에 남은 질소치의 측정 크레아티닌 크레아티닌클리어런스 PSP 검사(색소의 배설을 조사하는 검사) 등 여러 가지 방법으로 조사할 수 있다.

□내분비성 고혈압

체내의 상태를 항상 일정하게 유지하는 작용을 하고 있는 호르몬의 분비에 이상이 일어나면 고혈압이 된다.

고혈압과 관계가 깊은 것은 갑상선, 뇌하수체, 부신 등으로부터 분비되는 호르몬으로 호르몬이 많이 분비되어 지나치거나 혹은 부족하면 고혈압이 된다.

내분비성 고혈압은 체내에서의 호르몬 양을 측정하기가 어려우므로 이 호르몬의 분비가 이상하기 때문이라고 특정하는 것은 상당히 큰 일이지만 최근은 일반 병원에서의 검사도 상당히 가능하게 되었다.

여성의 갱년기 장애의 하나에 고혈압이 있지만 이것은 월경이 멈추고 호르몬의 밸런스가 무너지기 때문에 혈압이 올라간다고 간주되고 있다.

당뇨병은 혈액중의 당분 양을 조절하는 인슐린이라고 하는 호르몬의 부족에 의한 병이지만 당뇨병은 고혈입보다도 동맥경화와 깊이 관계하고 있다.

□ 임신 중독증

임신중에 혈압이 높아지는 경우가 있다.

대부분은 임신 후반기에 일어나고 혈압이 높아지며 안면이 붓고 단백뇨가 나오는 것을 임신 중독증이라고 한다.

이것은 태반에서 만들어지는 물질이 신장이나 혈관을 자극하기 때문이라고 간주되고 있다. 급속히 혈압이 높아져서 경련을 일으키거나 신장 기능에 장애를 주거나 하는 악성 임신 중독증도 있기 때문에 임신중인 여성은 주의할 필요가 있다.

2차성 고혈압으로서는 이 밖에 혈관 장애에 의한 것, 어떤 종류의 효소 결손에 의한 것, 약을 복용하면 혈압이 올라가는 것 등이 있다.

2차성 고혈압에서는 강압제가 그다지 효과가 없는 경우가 많으므로 원인이 되고 있는 병을 치료하는 것이 혈압을 내리는 지름길이다.

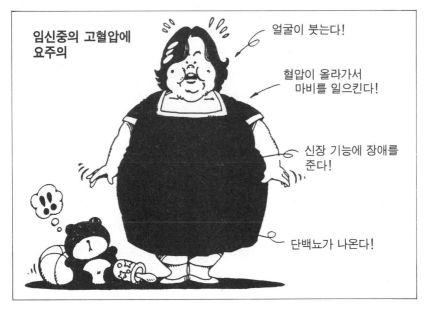

연령에 의한 고혈압의 차이

□청년성 고혈압은 성장의 과정

사춘기부터 청년기에 걸쳐서 혈압이 높아지는 경우가 있어 이것을 청년성 고혈압이라고 한다.

이것은 성장에 따라 심장의 기능이 높아지고 심박량(심장이 1회의 수축으로 인해 내보내는 혈액의 양)이 늘어나기 때문에 일어나는 것이다. 이 경우의 고혈압은 최고 혈압만 높아지고 최저 혈압은 높아지지 않는 것이 특징이다.

그리고 청년성 고혈압은 더욱 성장이 진행되면 자연히 정상 혈압으로 되돌아가는 경우가 많기 때문에 극단적인 경우를 제외하고 그다지 걱정할 필요는 없다. 성장 과정에서 일시적으로 신체의 밸런스가 무너지기 때문에 일어나는 혈압 이상이라고 생각해도 좋다.

□노인성 고혈압은 자연의 섭리

아무리 건강한 사람이라도 연령과 함께 몸이 노화해 가는 것을 피할 수는 없다. 혈관도 역시 연령과 함께 늙어 간다.

부드러운 고무와 같이 탄력성 있었던 혈관도 연령과 함께 탄력성은 잃고 단단한 철관과 같이 되어 버린다. 그렇게 되면 심장이 혈액을 내보냈을 때에 말초 세동맥이 쿠션 역할로서 그 압력을 받아내 주지 않기 때문에 혈압을 측정하는 굵은 동맥에 심장으로부터의 압력이 직접 전해져서 최고 혈압이 높아진다.

그러나 단단해져 있는 세동맥은 심장이 확장할 때에 혈액을 되미는 경우도 없기 때문에 최저 혈압은 높아지지 않는다. 최고 혈압이 170mm 최저 혈압이 70mm라고 하는 것처럼 위가 높고 아래가 낮은 것이 노인성 고혈압의 특징이다.

청년기부터 장년기에 걸쳐서는 정상 혈압이었던 사람이 노년기에 접어들 무렵부터 서서히 최고 혈압이 높아져 가는데 이것은 자연의 섭리라고 하는 것으로 고혈압에 따르는 합병증을 일으킬 우려는 거의 없기 때문에 그다지 걱정할 필요는 없다.

□젊은 사람의 고혈압은 위험

청년성 고혈압과 같이 일과성이 아닌 젊은 사람의 본태성 고혈압은 주의가 필요하다.

본태성 고혈압은 보통은 40세 전후부터 나타나지만 20~30세대에서 나타나는 본태성 고혈압자의 경우이다.

최악의 케이스는 앞에 서술한 악성 고혈압이 되어 2~3년에 생명에 관계되는 것같은 위험한 상태가 되는 경우를 생각할 수 있다. 또한 악성 고혈압이 아닌 경우라도 젊을 때부터 고혈압자는 다른 병에 의한 2차성 고혈압인 경우가 많다.

그리고 일찍부터 고혈압 상태가 지속하는 것도 그만큼 동맥경화도 빨리 일어나게 되기 때문에 뇌졸중이나 심장병, 신장병 등의 합병증이 될 확률도 높아진다.

통계적으로도 장년기부터의 본태성 고혈압자와 그 이전부터의 본태성 고혈압자와의 합병증을 일으키는 비율을 비교하면 확실히 젊을 때부터 고혈압이었던 사람 쪽이 많아지고 있다.

우리나라에서도 식생활의 변화에 따라서 구미와 같이 고칼로리의 영양을 섭취하게 되었다. 또한 자동차 등의 보급으로 인해 운동 부족으로 비만한 젊은이도 늘고 있다. 게다가 수험 전쟁 등의 스트레스도 많고 20대는 커녕 10대의 고혈압 환자도 그다지 드물지않게 되고 있다. 최근의 의학계에서는 10대의 심근경색이나 위궤양, 당뇨병 등 소위 젊은이 성인병이 큰 문제가 되고 있다.

젊고 건강한 것은 훌륭한 일이지만 젊음을 믿고 폭음, 폭식이나 철야의 연속 등 고혈압을 초래하는 것 같은 생활은 엄격히 삼가해 주기 바란다.

권사유
판본소

동맥경화의 예방과 치료법

2022년 3월 25일 재판
2022년 3월 30일 발행

지은이 | 현대건강연구회
펴낸이 | 최　원　준

펴낸곳 | 태 을 출 판 사
서울특별시 중구 다산로 38길 59(동아빌딩내)
등　록 | 1973. 1. 10(제1-10호)

ⓒ 2009. TAE-EUL publishing Co.,printed in Korea
※잘못된 책은 구입하신 곳에서 교환해 드립니다.

■ 주문 및 연락처
우편번호 04584
서울특별시 중구 다산로 38길 59(동아빌딩내)
전화 : (02)2237-5577 팩스 : (02)2233-6166

ISBN 978-89-493-0664-3　　　13510

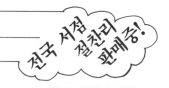

유능한 리더쉽이 성공을 좌우한다
카마다 마사루 지음 / 박영환 옮김

*큰 기업을 이끌어가는 사람들을 보면 모두가 다 하나같이 리더쉽이 뛰어나다는 것을 감지할 수 있다. 리더쉽은 자기 자신에 대한 컨트롤은 물론이고 상대방에게도 확신을 심어준다. 이 책은 당신의 디러쉽 강화를 위해 필수적인 책이다.

역경을 이겨내야만 성공한다
샤 세이끼 지음 / 이정훈 옮김

*인생에 있어서 역경은 다반사이다. 어렵다고 포기해 버리면 결코 성공할 수 없다. 어려운 일에 부딪혔을 때, 난관을 돌파하고자 할 때 읽는 책!

적극적인 자기 표현술로 대성을 거둔다
다꼬 아끼라 지음 / 문성원 옮김

*요즘은 광고의 시대이다. 자기 자신을 보다 많은 사람들에게 알릴 필요가 있다. 효과적인 자기 선전은 어떻게 해야 하는가? 강렬한 자기 이미지를 상대방에게 심어주는 비결이 이 책 속에 숨어 있다.

신념이 강해야 뜻대로 된다
櫻木健古 지음 / 김정인 옮김

*신념은 성공의 바탕이 된다. 신념은 배짱과도 통한다. 기어이 해 내고야 말겠다는 신념, 꼭 이룰 수 있다고 믿는 신념의 소유자는 반드시 성공한다. 이 책은 당신의 신념을 두 배로 강하게 해줄 것이다.

여성은 이런 점이 남성과 다르다
시마다 가즈오 지음 / 박영수 옮김

*여성은 남성과는 여러모로 다르다고 하는데 과연 어떤 점이 어떻게 다른가? 적을 알고 나를 알면 백전백승이라던데… 남성과 여성 모두에게 다 필요한 책!

太乙出版社에서 펴낸 좋은책

*좋은책은 늘 우리 곁에서 인생을 보람있게 가꾸어갈 수 있도록 도와줍니다.

현대 가정의학 시리즈

눈의 피로, 시력감퇴 치료법
명쾌한 두통 치료법
위약, 설사병 치료법
스트레스, 정신피로 치료법
정확한 탈모 방지법
피로, 정력감퇴 치료법
완전한 요통 치료법
철저한 변비 치료법
완벽한 냉증 치료법
갱년기 장해 치료법
감기 예방과 치료법
불면증 치료법
비만증 치료와 군살빼는 요령
완벽한 치질 치료법
허리 · 무릎 · 발의 통증 치료법
코 알레르기 치료법
어깨결림 치료법
기미 · 잔주름 방지법
자율신경 실조증 치료법
간장병 예방과 치료영양식
위장병 예방과 치료 요양식
당뇨병 예방과 치료 요양식
고혈압 예방과 치료 요양식
간염 예방과 치료 요양식
통풍(通風)예방과 치료 요양식
심장병 예방과 치료 요양식
위궤양 · 십이지장궤양 예방과 치료 요양식
신장병 예방과 치료 요양식
동맥경화 예방과 치료법

콜레스테롤증가 예방과 치료 요양식

회화 시리즈

기초 영어회화
기초 일본어회화
기초 불어회화
기초 독어회화
기초 중국어회화
기초 서반아어회화
기초 러시아어회화
기초 아랍어회화
기초 생활영어회화
기초 5개국어 회화

학습(교육)

기초 영어실력 첫걸음
40주완성 영어숙어
실용 1,800한자
실용 3,000한자
한자 펜글씨 교본
최신 한석봉 千字文
일본어 펜글씨
학생 천자문
가례서식 백과
해외 펜팔 가이드
한글 펜글씨 교본
추구집
하구집